−10キロも
当たり前!

ごちそうサラダ
たっぷり食べるだけダイエット

著者／naco

JN048098

KADOKAWA

PROLOGUE

| はじめに |

45歳。
今までのダイエットは、何をやっても続きませんでした。

「食べないダイエット」はやせるどころか、
反動でたくさん食べてしまう。
毎日忙しくて運動も続かない。
一生このままなのだろうか…
そう諦めそうになったこともありました。

そんな自分を変えたくて、
おいしく、楽しく、
ラクにやせられる方法を考えた結果、
たどり着いたのが
「野菜をたくさん食べる」
ダイエット法でした。

1. 材料はできる限り少なくシンプルに

2. 作り置きをして調理時間をなるべく短く

3. 栄養満点の野菜をとり入れる

4. タンパク質も欠かさない

5. 目でも楽しめるように彩り豊かにする

ムリなく続けるために考えた5つのルールのもと、

ダイエット中でも

ガマンせずにストレスフリーで

続けられるレシピを考案し、

3ヵ月で−10kgのダイエットに成功しました！

ガマンしてやせるのではなく、

楽しく続けて幸せになれる。

一生もののダイエットレシピをお届けいたします。

naco

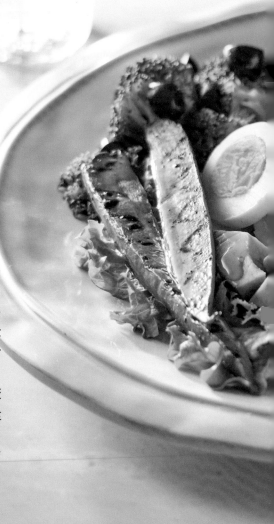

魔法のワンプレートで

気づけばやせてる！ストレスフリーの最強ダイエット

やせたいけどガマンするのはイヤ！ 運動もなるべくしたくない！ 若い頃よりカラダのムリもきかなくなってきた！ そう思って半ば諦めていた私が「やせられた」のは、食事の仕方を見直したから。ツラい運動はせず、やせる食材を選んで食べる。たったそれだけで、みるみるカラダが変わっていきました。大事なのは「食べるものを見直すこと」。栄養バランスがとれたプレートで、誰だってカラダを変えられます!!

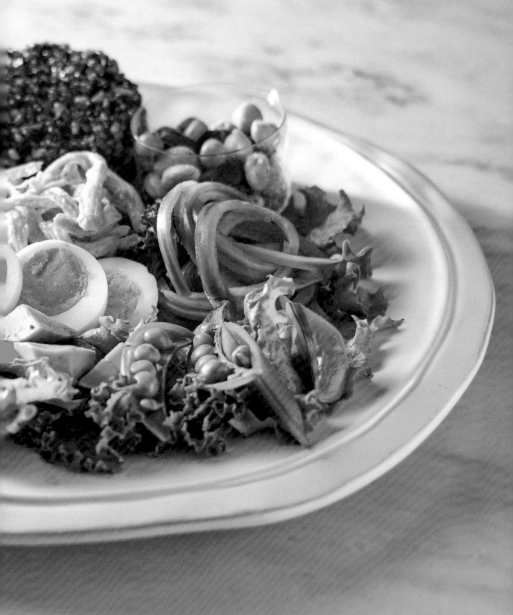

2週間で−3kgも夢じゃない!

nacoプレートは

（野菜）（玄米）（タンパク質）が

びっくりする

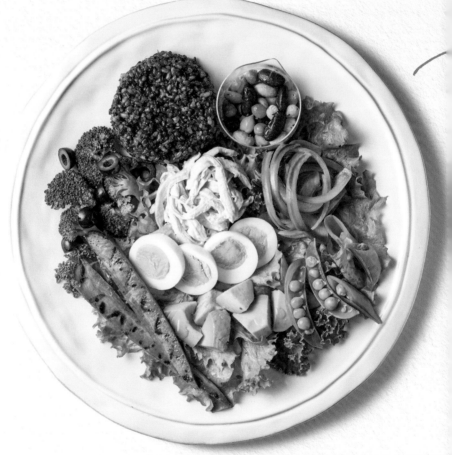

これまで偏った食生活やダイエットをくり返していた私がはじめて結果を出せたのは、野菜・玄米・タンパク質をバランスよく食べるダイエット法。実際に3ヵ月で-10kgやせられた経験をもとに、ワンプレートで完結するサラダプレートレシピを作りました。2週間、それも夜だけレシピをマネするだけで、誰でも簡単に3kg減！　必要十分な量で栄養バランスも整うから、ムリなく続けられるはずです。

バランスよく入っているから

ほど大満足！

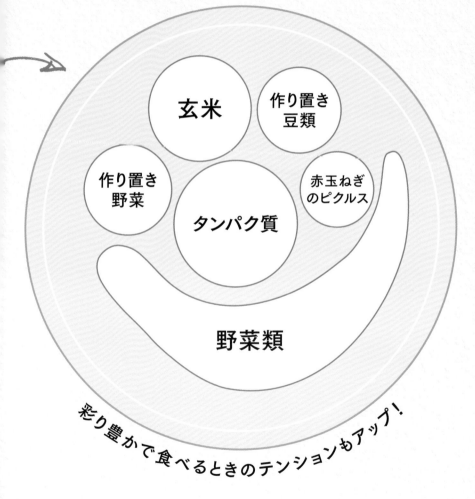

玄米

作り置き
豆類

作り置き
野菜

タンパク質

赤玉ねぎ
のピクルス

野菜類

彩り豊かで食べるときのテンションもアップ！

作り方も超簡単！ ムリせず

【作り置き野菜】
スライサーに頼ってラクラク！

\ 包丁で切るより圧倒的に時短できる /

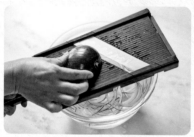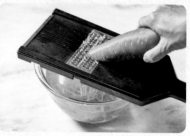

naco
オススメ！

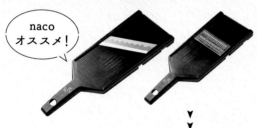

貝印
関孫六 ワイドキャベツス
ライサー（ガード付）／
関孫六 千切り器 細

▼
▼

\ 多めに作れば毎日作る手間が不要に！ /

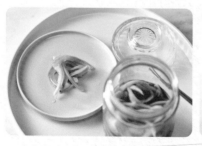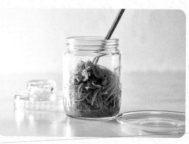

作れるときにたっぷり作って常備できる惣菜はマスト。
スライサーさえあればパパッとできるものだけをご紹介。

気楽に栄養たっぷり！

【市販品】

タンパク源は…

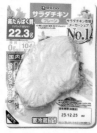
サラダチキン

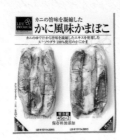
カニカマ

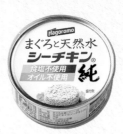
シーチキン

市販品アレンジでスグでき！

＼ 手で裂いて ／

和えるだけ！

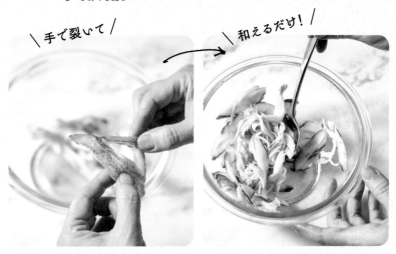

脂肪が燃えやすいカラダ作りに必要不可欠なタンパク質は毎日必ず摂取。低脂肪・高タンパクなサラダチキン、カニカマ、ツナやサバ缶をフル活用します！

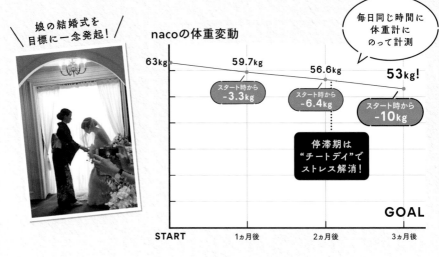

nacoがやせたワケ 食べるものを見直したら

娘の結婚式を
目標に一念発起！

毎日同じ時間に
体重計に
のって計測

nacoの体重変動

63kg ── 59.7kg ── 56.6kg ── **53kg!**

スタート時から
-3.3kg

スタート時から
-6.4kg

スタート時から
-10kg

停滞期は
"チートデイ"で
ストレス解消！

GOAL

START　　1ヵ月後　　2ヵ月後　　3ヵ月後

食べないダイエットを卒業したら結果がでた！

万年ダイエッターでしたが、娘の結婚式を目標に、はじめて「しっかり食べる」ダイエットに挑戦！　知人のアドバイスをもとに、野菜・玄米・タンパク質をベースにした塩分控えめな食生活に変えたところ、ウソみたいに体重が減りました。

やせたワケ1　野菜中心にして栄養チャージ

【 以前の食生活 】

朝 菓子パンやシロップたっぷりホットケーキ、コーンフレークなど

昼 ファミレスのランチプレートやパスタと〆のパフェなど

夜 お酒と白米、脂っこい唐揚げや中華料理など

▶▶

【 現在の食生活 】

朝 玄米ご飯と納豆、茹でたブロッコリーなど

昼 大きめのサラダプレートや玄米おにぎりと作り置き惣菜など

夜 野菜中心の夕食を腹8分目程度。今回の14日間サラダプレートはこの食事を食べやすくアレンジしました！

野菜に含まれるミネラルやビタミンなどの栄養素をしっかり摂り、高脂質、高カロリーな食生活を見直しました。また、できる限り毎食の野菜の種類を増やしてバランスよく栄養補給！

ツラくないのに3ヵ月で10kg減!

やせたワケ2 ▶ 濃い味に気をつけて舌から変える

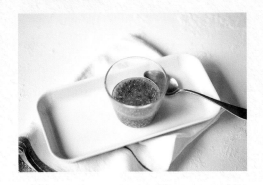

ドレッシングは手作りで
カロリーダウン!

中毒性が高い濃い味は、むくみやすいカラダになるだけでなく、甘いものが欲しくなったりといいことがないので、なるべく薄味を意識。最初はツラいですが、だんだん舌が慣れてくると素材の味を感じられるようになります。

やせたワケ3 ▶ 主食を玄米にしてペタ腹に!

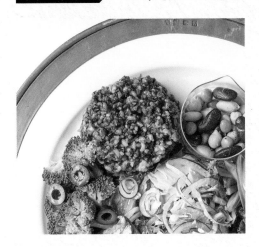

白米よりも
食物繊維が豊富!

以前は白米を食べていましたが、ダイエットをはじめてからは黒米入りの玄米にチェンジ。すると、便秘がちだったのがウソみたいにお通じが改善! 黒米入りの玄米についてはP26でも紹介しています。

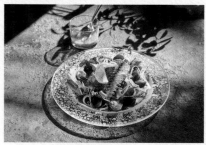

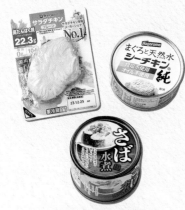

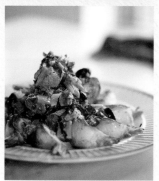

野菜だけじゃなくて
肉も魚もしっかり食べる！

市販品をかしこく活用！

タンパク質をしっかり摂取することで、
基礎代謝が上がって脂肪を燃焼しやす
いカラダに。また、骨や皮膚、筋肉など
はタンパク質から構成されているの
で、肌や髪のツヤもアップするんです！

さあ、あなたも！

ツラくない！　　老けない！

食べるだけダイエットを
はじめませんか？

＜ この本の構成 ＞

66 集中的なダイエットで結果が出る！
2週間nacoプレートレシピ 99

＼楽しくやせられる／
栄養抜群プレート！

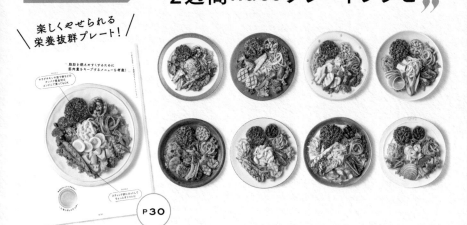

P30

---

66 気づいたらカラダスッキリ！？
野菜中心の絶品レシピ 99

＼家族もバクバク／
食べる野菜レシピ！

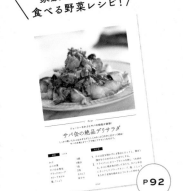

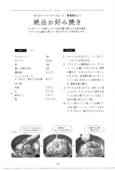

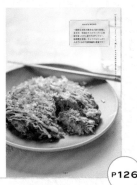

P92

P126

CONTENTS | 目次 |

058 CHAPTER 2

野菜たっぷり！ 映えサラダレシピ

096　CHAPTER 3
作り置きでラクやせ！ 惣菜レシピ

CONTENTS

HOW TO

〈 この本の使い方 〉

 大さじ1 =15ml、 小さじ1=5mlです。

 特に記載がない場合の火加減は中火です
（火加減はあくまでも目安です。
自宅の火力の強さによって調整してください）。

 すりおろしニンニク、しょうがは
市販のチューブタイプで代用できます。
ニンニク1片分=3cm、しょうが1かけ分=3cmが目安です。

 白だしはかつおベース、鶏がらスープの素は
粉末タイプを使用しています。

 生食用はエクストラバージンオリーブオイル、
加熱用はオリーブオイルを使い分けています。

STAFF

アートディレクション
松浦 周作
[mashroom design]

ブックデザイン
石澤 縁
[mashroom design]

写真
石原 麻里絵
[fort]

スタイリング
木村 柚加利

校正
麦秋アートセンター

DTP
浦谷 康晴

撮影協力
UTUWA
(TEL：03-6447-0070)

編集協力
小島 千明

編集
竹内 詩織
[KADOKAWA]

| 野菜 | 玄米 | タンパク質 | の

＼ バランスが大切！ ／

食べるだけダイエットが うまくいく3つの理由

著者が「食べるだけダイエット」でやせられたのは医学的な根拠があった！
ご自身も25kgの減量に成功した
医師・工藤孝文先生にその理由を伺いました。

工藤内科 院長
工藤孝文先生

東洋医学・漢方治療、糖尿病・ダイエット治療を専門
とし、NHK「あさイチ」、日本テレビ「世界一受けた
い授業」などに出演。『医師が考案 お腹スッキリ！
おかずみそ汁ダイエット』（Gakken）ほか著作多数。

・うまくいく理由・
その1 ≫ 太る原因⁉ ストレスをコントロール！

満足感のあるレシピで ストレスを溜め込まない

食事を制限するダイエットはガマン
がつきもの。でも、実はストレスを
溜めることで「コルチゾール（通称
ストレスホルモン）」が増加し、太り
やすい体になってしまうんです。そ
の点、食べるだけダイエットは必要
十分な量をバランスよく食べるの
で、ストレスフリー。結果が出やす
くなります！

大人も子どもも
食べたくなるレシピを
目指しました！

naco

nacoさんのレシピは
彩り豊かで心の満足度が
得やすいですね

工藤先生

野菜と玄米を食べることで
お通じ改善が叶う！

食べる量が少なかったり野菜が不足したりすると、腸内環境が乱れて便秘がちに。ダイエット中なのにぽっこりお腹が目立ってしまうのはこれが原因です。「腸脳相関と言って、腸内環境とメンタルは密接に関係していると言われています。だからこそ、食物繊維をしっかり摂ることで不思議とメンタルも安定するんです」(工藤先生)。

実際に主食を白米から
玄米に替えたら
便秘が解消しました！

naco

白米よりも玄米の
ほうが圧倒的に
食物繊維が豊富です

工藤先生

大人になるにつれ下がる
代謝を上向きに

年齢が上がるにつれて基礎代謝は下がり、昔よりもやせにくい体になってしまいます。それ故、代謝アップ、血液循環に欠かせない筋肉量を増やすために、筋肉のもととなるタンパク質は必要不可欠！　筋肉だけでなく、肌や髪の毛もつくりだすので、積極的に摂取することで若々しい見た目に近づけます。

意識的に摂るように
なってから肌や髪を
褒められるように！

naco

魚に含まれるEPAは
血流を良くすると言われていて
Wの効果が期待できます

工藤先生

CHAPTER

1

2週間分の
nacoプレート
レシピ

私自身がダイエット中にツラい思いをたくさんしたからこそ生まれた、
ガマンしないダイエットプレート。野菜をおいしく楽しく、
そしてバランスよく食べて、ムリなく野菜中心の食生活を送りましょう！
どのメニューもひと口30回は噛んで満足度をUPすると
よりやせやすくなりますよ。

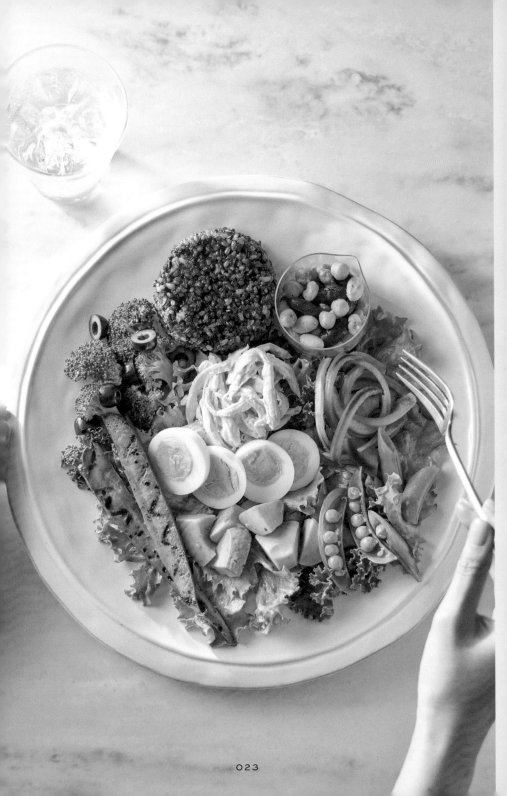

\ 野菜ソムリエnacoが /
考え抜いた！

食材豊富で
栄養満点！

テンションが
あがる彩り

ヘルシー
なのに
ボリューミー！

naco
プレートは

▼

夜だけ置きかえで
ムリなく続く！

確実にやせるための極意

朝・昼は…

タンパク質と野菜を中心に！

朝・昼・間食の注意点

❶ 主食はできればパンよりごはん

パスタやパンなどの小麦よりも、食物繊維が豊富なごはん（玄米ならなおよし！）で「溜まらない体」を手に入れよう！

❷ 腹八分目を心がける

いくら食材選びに気をつけても、お腹いっぱい食べれば台無しに。常に腹八分目を意識しましょう。

❸ 間食の摂り方を変える

これまでのお菓子をミックスナッツやさつまいも、ハイカカオチョコなどにチェンジして糖質を抑えて。

夜は…

- ひと皿にいろんな栄養がてんこ盛り！
- 3日に1回の作り置きでラクラク

nacoプレートを食べるだけ！

nacoプレートの解説
魔法のプレートは
これでできてる！

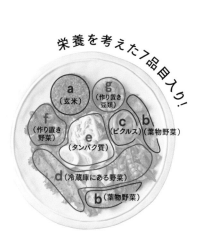

栄養を考えた7品目入り！

a（玄米）
g（作り置き豆類）
f（作り置き野菜）
e（タンパク質）
c（ピクルス）
b（葉物野菜）
d（冷蔵庫にある野菜）
b（葉物野菜）

【a〜cは毎日摂ります】

a. 黒米入り玄米

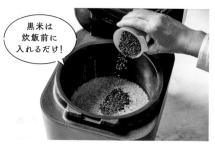

黒米は
炊飯前に
入れるだけ！

主食は食物繊維が豊富で血糖値の急激な上昇を抑える玄米がオススメ。黒米を追加するとパサパサ感が減って食べやすい！

b. 葉物野菜

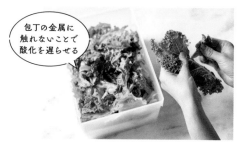

包丁の金属に
触れないことで
酸化を遅らせる

レタスやケールなどの葉物は毎日食べたい品目。包丁で切らずにあえて手でちぎると日持ちしやすくなります。

c. 赤玉ねぎのピクルス

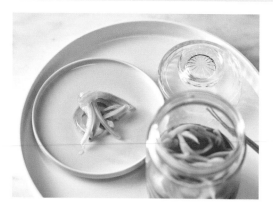

材料 ○作りやすい分量（約1週間分）

赤玉ねぎ（Mサイズ）……2個
だし汁…………50ml
米酢…………100ml

作り方

1. 赤玉ねぎを5mm幅の千切りにする。
2. 煮沸した瓶に1とだし汁、米酢を入れて保存する。

【d～gは日替わり品目】

d. 冷蔵庫にある野菜

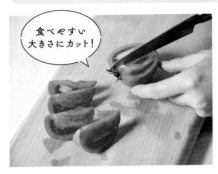

食べやすい
大きさにカット！

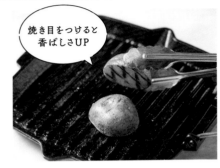

焼き目をつけると
香ばしさUP

その日冷蔵庫にある野菜を全体量で100gほど用意。調理法は自由ですが、大きめに切ったり焼いたりして、野菜そのものの味を楽しんで。

e. タンパク質

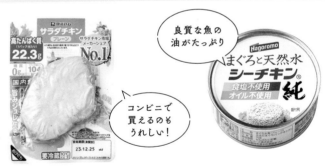

良質な魚の
油がたっぷり

コンビニで
買えるのも
うれしい！

ダイエット中はタンパク質が不可欠。市販品を上手に活用して、低脂質＆良質なタンパク質を手軽に摂取しましょう！

f. 作り置き野菜　　g. 作り置き豆類

食べ飽きないように3日ごとにCHANGE!

毎日の自炊を少しでもラクに、そして飽きずに楽しめるように、
3日ごとに作っておける野菜、豆類のレシピもご用意。

Day
1-3

〉| 作り置き野菜のレシピ |〈

ダイエットに最適な野菜たちがタッグを組んだ！

ブロッコリー＆オリーブ

野菜の中ではタンパク質が多いブロッコリーと、
肥満改善効果が期待できるオリーブはダイエットの味方です！

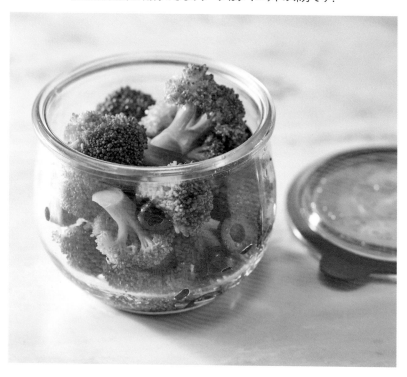

材料　○作りやすい分量

ブロッコリー	1株
ブラックオリーブ	10粒
A { エクストラバージンオリーブオイル	大さじ3
白ワインビネガー	大さじ1
レモン果汁	小さじ1
塩、こしょう	各少々

作り方

1. ブロッコリーは小房に分けて耐熱容器に入れ、500wの電子レンジで3分半加熱する（少し硬めにすると食べごたえが出る）。ブラックオリーブは半分にカットしておく。

2. ボウルにAを入れて攪拌し、混ざったら1を合わせて和える。

⟨| 作り置き豆類のレシピ |⟩

市販のミックス豆で手軽においしく!

ミックスビーンズ

低カロリー・高タンパクで食物繊維も摂れるダイエット食材、
豆類を気軽に食べたくて生まれたレシピ!

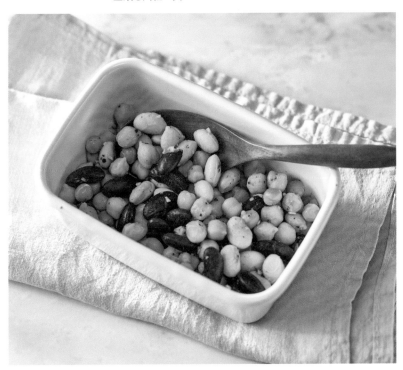

材料 ○作りやすい分量

冷凍サラダ豆	250g
オリーブオイル	大さじ1
ニンニク(みじん切り)	1片
塩	小さじ1/4
こしょう	少々

作り方

1. フライパンにオリーブオイルを入れて弱火で熱する。ニンニクを入れ、香りが立ったら凍ったままのサラダ豆を加えて2分ほど軽く炒め、塩、こしょうで味を調える。

---

naco's MEMO

**サラダ豆
(業務スーパー)**

大豆・ひよこ豆・青エンドウ豆、レッドキドニービーンズの4種の豆の水煮がたっぷり入ってます!

チキンと卵のタンパク質爆弾サラダプレート

脂肪燃焼に必要な筋肉量を減らさないように、
ダイエット中こそ「タンパク質」を積極的に摂りましょう！

材料　○1人分

黒米入り玄米	130g
葉物野菜	30g
赤玉ねぎのピクルス(P26)	30g

【作り置き野菜＆豆類】

ブロッコリー＆オリーブ(P28)	30g
ミックスビーンズ(P29)	30g

【冷蔵庫にある野菜（生野菜か火を通したもの100g）】

例／アボカド、にんじん	各40g
スナップエンドウ	20g

【タンパク質（サラダチキン＆卵）】

サラダチキン	50g
茹で卵(Mサイズ)	1個

【ドレッシング】

A
エクストラバージンオリーブオイル	大さじ2
レモン果汁	大さじ1
塩、こしょう	各少々

作り方

1. 手で裂いたサラダチキンと食べやすい大きさにカットした茹で卵を用意しておく。冷蔵庫にある野菜を適宜カットしたり火にかけたりする。
2. ボウルに**A**を入れて攪拌し、ドレッシングを作る。
3. 全ての食材を器に盛り、2を回しかける（お好きな所にかけてください）。

---

naco's MEMO

コンビニでも購入できるサラダチキンは、手で裂くだけで立派な高タンパクおかずに！ナイアシンなどのビタミンB群も多く含まれていて、美肌効果も期待できます。

" 脂肪を燃えやすくするために
筋肉量をキープするメニューを考案！ "

POINT

サラダチキンや茹で卵などの
タンパク質食材は
コンビニで買ってもOK

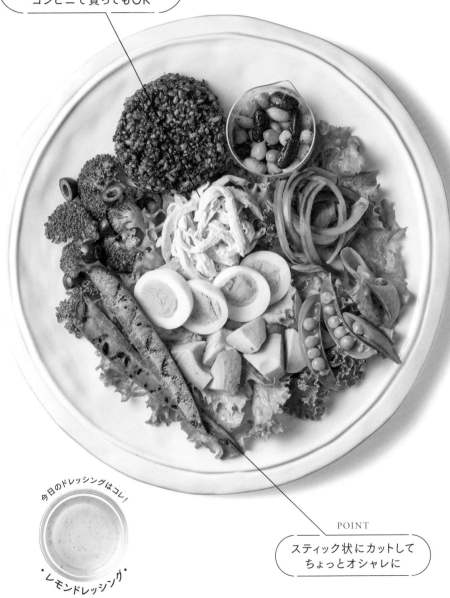

今日のドレッシングはコレ！

・レモンドレッシング・

POINT

スティック状にカットして
ちょっとオシャレに

—／ *Recipe* ／—

ツナと赤玉ねぎの血液サラサラ
サラダプレート

良質なタンパク質であるツナは血流を促すEPAやDHAが豊富。玉ねぎも血液をサラサラに!

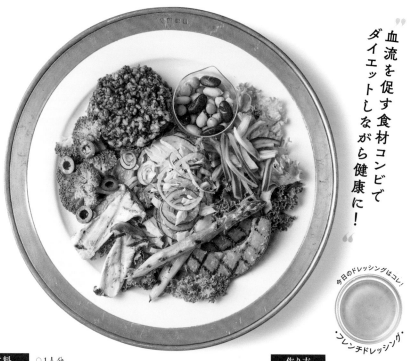

血流を促す食材コンビで
ダイエットしながら健康に!

今日のドレッシングはコレ!

・フレンチドレッシング・

材料　○1人分

黒米入り玄米 ……………… 130g
葉物野菜 …………………… 30g
赤玉ねぎのピクルス(P26) … 30g

【作り置き野菜&豆類】
ブロッコリー&オリーブ(P28) … 30g
ミックスビーンズ(P29) …… 30g

【冷蔵庫にある野菜】
（生野菜か火を通したもの100g）
例／かぼちゃ、アスパラ … 各30g
エリンギ …………………… 40g

【タンパク質(ツナ&赤玉ねぎスライス)】
ツナ缶(ノンオイル) … 70g
赤玉ねぎ
（スライスしておく）…… 20g
塩 ………………… ひとつまみ

【ドレッシング】
　┌ エクストラバージン
　│ オリーブオイル …… 大さじ2
A│ 白ワインビネガー … 大さじ1
　└ 塩、こしょう ……… 各少々

作り方

1. ツナ（汁ごと）と赤玉ねぎをボウルに入れ、塩を加えて和える。冷蔵庫にある野菜を適宜カットしたり火にかけたりする。

2. ボウルにAを入れて攪拌し、ドレッシングを作る。

3. 全ての食材を器に盛り、2を回しかける。

2 Day **3**

/ Recipe /

カニカマときゅうりのアジア風サラダプレート

お手頃で高タンパク、包丁を使わずに調理できるカニカマは可能性∞のダイエット食材なんです!

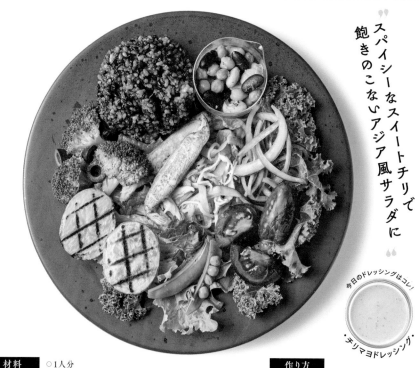

スパイシーなスイートチリで飽きのこないアジア風サラダに

今日のドレッシングはコレ!

・チリマヨドレッシング・

材料 ○1人分

黒米入り玄米	130g
葉物野菜	30g
赤玉ねぎのピクルス(P26)	30g

【作り置き野菜＆豆類】

ブロッコリー＆オリーブ(P28)	30g
ミックスビーンズ(P29)	30g

【冷蔵庫にある野菜（生野菜か火を通したもの100g）**】**

例／じゃがいも	50g
トマト	40g
スナップエンドウ	10g

【タンパク質（カニカマ＆きゅうりのオリーブオイル和え）**】**

カニカマ	60g
きゅうり	10g
エクストラバージンオリーブオイル	適量

【ドレッシング】

A ┌ マヨネーズ、スイートチリ ……各大さじ1
  │ 米酢 ……小さじ1
  └ 塩、こしょう ……各少々

作り方

1. カニカマときゅうりをエクストラバージンオリーブオイルで和える（写真のように和えなくてもOK）。冷蔵庫にある野菜を適宜カットしたり火にかけたりする。

2. ボウルにAを入れて攪拌し、ドレッシングを作る。

3. 全ての食材を器に盛り、2を回しかける。

Day
4-6

| 作り置き野菜のレシピ |

美容・健康効果がたっぷりのクミンシードが隠し味！

キャロットラペ

手軽に作れるにんじんのラペは、ビタミン類や鉄分が豊富で
整腸作用も期待できるクミンシード入り。

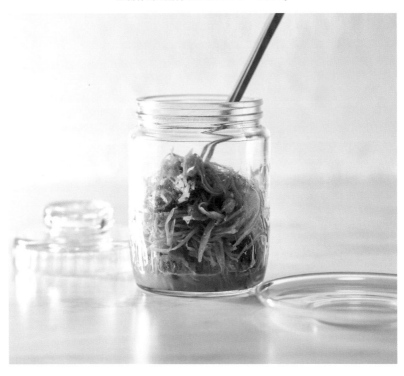

| 材料 | ○作りやすい分量 |

にんじん ─────────── 200g
りんご（中サイズ）───────── 1/2個
干しぶどう ─────────── 30g
┌ 粒マスタード、蜂蜜、塩 ── 各小さじ1/2
│ クミンシード ─────── ひとつまみ
A│ 白ワインビネガー、
└ エクストラバージンオリーブオイル
　　　　　　　　　　　 各30ml

| 作り方 |

1. にんじん、りんごはそれぞれ皮ごと千切りにし、酢（分量外）を入れた氷水に30秒ほどさらす。

2. ボウルにAを入れてよく混ぜ、乳化させる。

3. 2に水切りをした1と干しぶどうを加えてよく和える。

＊なるべくふわっとした食感になるように細切りのスライサーがあると便利

〈｜ 作り置き豆類のレシピ ｜〉

小腹が空いたときにもオススメ！

枝豆

他の豆類よりも栄養価が高い枝豆。茹でた冷凍枝豆を常備しておけば、
気軽にエネルギーチャージができますよ。

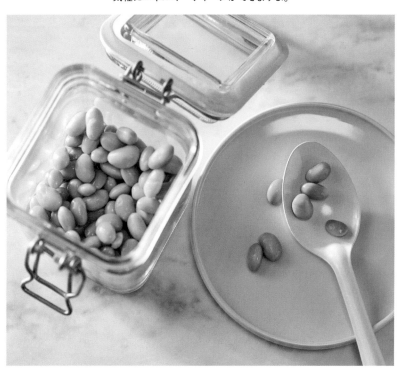

naco's MEMO

枝豆は大豆を未成熟の緑色のうちに枝ごと収穫
し、茹でて食用にしたもの。実は豆類には分類
されず、緑黄色野菜の1種なんです。
タンパク質や食物繊維をはじめ、カリ
ウム、カルシウム、鉄、葉酸などの含
有量が豊富！

ボイルエビとアボカドの満たされサラダプレート

抗酸化作用を持つビタミンEが豊富なエビとアボカドがメイン。
エビには、より強力な抗酸化作用があるアスタキサンチンも!

材料　○1人分

黒米入り玄米	130g
葉物野菜	30g
赤玉ねぎのピクルス(P26)	30g

【作り置き野菜&豆類】

キャロットラペ(P34)	30g
枝豆(P35)	30g

【冷蔵庫にある野菜 (生野菜か火を通したもの100g)】

例／セロリ、トマト	各20g
ズッキーニ	60g

【タンパク質 (ボイルエビ&アボカドのマヨネーズ和え)】

ボイルエビ	70g
アボカド	30g
マヨネーズ	適量

【ドレッシング】

A
エクストラバージンオリーブオイル	大さじ2
レモン果汁	大さじ1
塩、こしょう	各少々

作り方

1. ボイルエビと食べやすい大きさにカットしたアボカドを、マヨネーズで和える。冷蔵庫にある野菜を適宜カットしたり火にかけたりする。
2. ボウルにAを入れて攪拌し、ドレッシングを作る。
3. 全ての食材を器に盛り、2を回しかける。

naco's MEMO

ビタミンEが豊富なアボカドには、抗酸化作用以外にもさまざまな効果が期待できます。便通の改善効果も見込めるなどいいことずくめなんです。

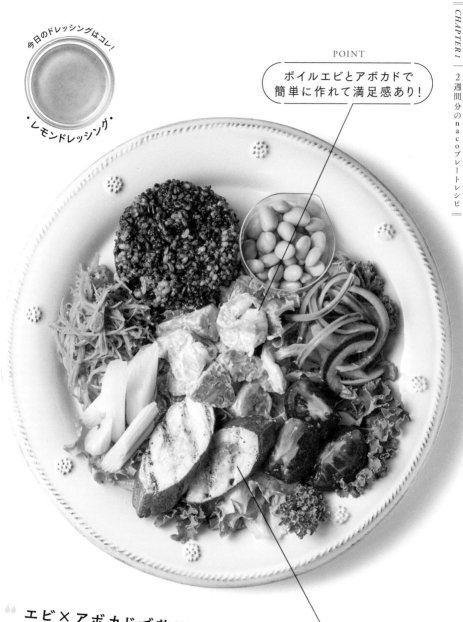

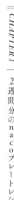

今日のドレッシングはコレ！

・レモンドレッシング・

POINT

ボイルエビとアボカドで
簡単に作れて満足感あり！

" エビ×アボカドで若返っちゃう！ "

POINT

風味と食感を楽しめる
ズッキーニがオススメ！

—— / *Recipe* / ——

厚揚げとチキンの
和風サラダプレート

消化のスピードが遅めで満腹感が続きやすいと言われる大豆製品と、
低糖質・高タンパクの鶏むね肉でダイエットがはかどる!

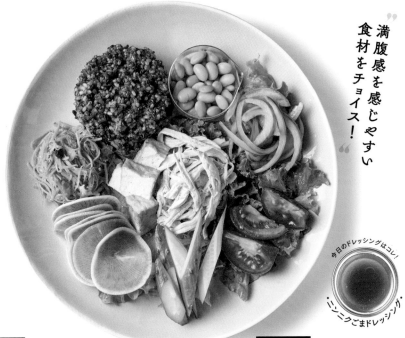

満腹感を感じやすい食材をチョイス!

今日のドレッシングはコレ!
・ニンニクごまドレッシング・

材料　○1人分

黒米入り玄米 ……………… 130g
葉物野菜 …………………… 30g
赤玉ねぎのピクルス(P26) … 30g

【作り置き野菜＆豆類】
キャロットラペ(P34) ……… 30g
枝豆(P35) ………………… 30g

【冷蔵庫にある野菜】
(生野菜か火を通したもの100g)
例/きゅうり、紅芯大根 … 各30g
トマト ……………………… 40g

【タンパク質
(サラダチキン＆厚揚げ)】
サラダチキン … 50g
厚揚げ ………… 40g

【ドレッシング】
A{
ごま油、米酢 … 各大さじ1
しょうゆ、ニンニク
……………… 各小さじ1
}

作り方

1. サラダチキンは手で裂き、厚揚げは食べやすい大きさに切ってトースターで2、3分焼く。冷蔵庫にある野菜を適宜カットしたり火にかけたりする。

2. ボウルにAを入れて攪拌し、ドレッシングを作る。

3. 全ての食材を器に盛り、2を回しかける。

Day **6**

/ *Recipe* /

サバのニース風サラダプレート

栄養価が高く、保存もしやすいサバ缶。
おいしくてちょっとオシャレなプレートでダイエット中でもテンションアップ！

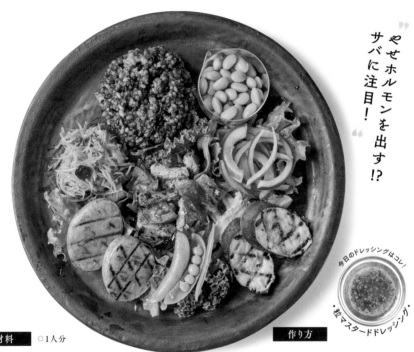

やせホルモンを出す!?
サバに注目！

今日のドレッシングはコレ！
粒マスタードドレッシング

材料　○1人分

黒米入り玄米	130g
葉物野菜	30g
赤玉ねぎのピクルス(P26)	30g

【作り置き野菜＆豆類】

キャロットラペ(P34)	30g
枝豆(P35)	30g

【冷蔵庫にある野菜】
（生野菜か火を通したもの100g）

例／じゃがいも	50g
スナップエンドウ	10g
ズッキーニ	40g

【タンパク質】（サバ&トマトの
オリーブオイル、塩こしょう和え）

サバの水煮缶	50g
トマト(Mサイズ)	1/2個
オリーブオイル、塩、こしょう	各適量

【ドレッシング】

A	エクストラバージンオリーブオイル	大さじ2
	白ワインビネガー	大さじ1
	粒マスタード	小さじ1
	塩、こしょう	各少々

作り方

1. フライパンにオリーブオイルを熱し、サバと食べやすい大きさにカットしたトマトを入れる。塩、こしょうを加えて軽く炒める。冷蔵庫にある野菜を適宜カットしたり火にかけたりする。

2. ボウルに**A**を入れて攪拌し、ドレッシングを作る。

3. 全ての食材を器に盛り、2を回しかける。

Day
7-9

⟨ | 作り置き野菜のレシピ | ⟩

マヨネーズ控えめでヘルシー！おいしー！

ごぼうサラダ

食物繊維とミネラルが豊富なごぼうは、独特の歯ごたえで
噛む回数が増えて満足度大！

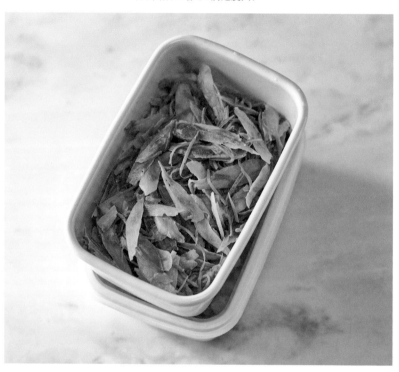

材料　○作りやすい分量

ごぼう（長めのもの、短いものなら2本）……1本
にんじん……………………………1/2個
＊全体で200gくらい

【ドレッシング】

A
┌ マヨネーズ…………………………………大さじ2
│ 無糖ヨーグルト、アップルサイダービネガー　各小さじ1
│ 塩……………………………………………小さじ1/2
└ こしょう……………………………………少々

作り方

1. ごぼうはよく洗いささがきに、にんじんは皮のまま千切りにする。

2. よく水切りした1を耐熱容器に入れ、500wの電子レンジで2分半加熱する。出てきた水気を切り、よく冷ましてからAを混ぜ合わせる。

＊アク抜きをするとごぼうのポリフェノールが流れてしまうので基本的には不要です。
気になる場合は酢を入れた水にさらすと◎。
変色も防げます。

<| 作り置き豆類のレシピ |>

クセのない味で食べやすい!

赤インゲン豆のチリビーンズ

黒豆の3倍の抗酸化力を持つと言われる赤インゲン豆は、
大豆の1.7倍の食物繊維を含有する神食材!

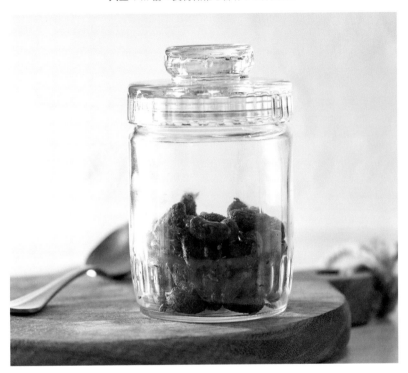

材料 ○作りやすい分量

赤インゲン豆の水煮
……………1缶(約230g)

オリーブオイル…大さじ1

A [チリパウダー、
パプリカパウダー、
クミンシード……各小さじ1]

塩、こしょう……各少々

作り方

1. 赤インゲン豆を水切りしておく。

2. フライパンにオリーブオイルを熱し、1とAを入れて1分ほど炒め、塩、こしょうで味を調える。

naco's MEMO

**レッドキドニービーンズ
（S&W）**

レッドキドニービーンズ（赤インゲン豆）は、煮ても形崩れしにくく、さっぱりとした味でクセがないのが特徴。調理しやすい食材です。

チリビーンズで美肌も叶う
サラダプレート

ダイエットも折り返し。今日は鶏もも肉の約1/10の脂質のササミを使った簡単プレート！
抗酸化作用があるチリビーンズで肌まで美しくなります！

材料　○1人分

黒米入り玄米	130g
葉物野菜	30g
赤玉ねぎのピクルス(P26)	30g

【作り置き野菜＆豆類】

ごぼうサラダ(P40)	30g
赤インゲン豆のチリビーンズ(P41)	30g

【冷蔵庫にある野菜】（生野菜か火を通したもの100g）

例／トマト	20g
かぶ	30g
なす	50g

【タンパク質（鶏ササミ）】

鶏ササミ(茹でておく)	100g

【ドレッシング】

A
マヨネーズ、白ワインビネガー	各大さじ1
塩、こしょう	各少々

作り方

1. 茹でた鶏ササミは食べやすい大きさに裂く。冷蔵庫にある野菜を適宜カットしたり火にかけたりする。

2. ボウルにAを入れて攪拌し、ドレッシングを作る。

3. 全ての食材を器に盛り、2を回しかける。

naco's MEMO

良質なタンパク質と注目されている鶏肉の中でも、ササミは低脂質な神食材！　包丁を使わずにボイルして裂くだけで食べられるのも便利です。

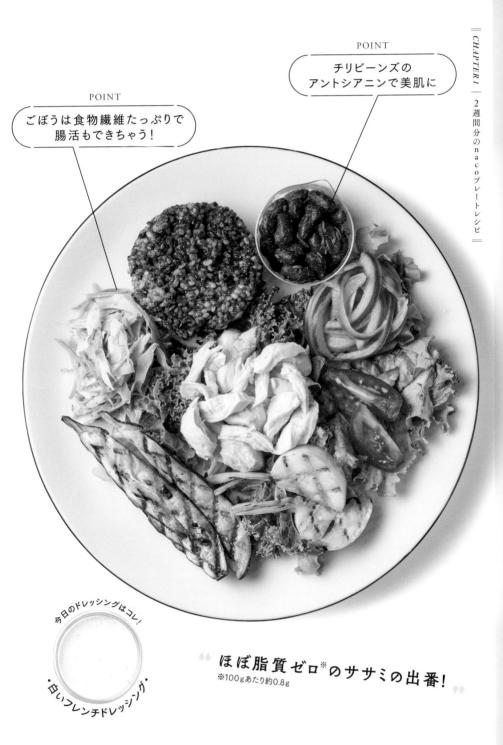

POINT
チリビーンズの
アントシアニンで美肌に

POINT
ごぼうは食物繊維たっぷりで
腸活もできちゃう!

今日のドレッシングはコレ!
・白いフレンチドレッシング・

" ほぼ脂質ゼロ※のササミの出番!
※100gあたり約0.8g "

ピリ辛アジア風サラダプレート

豚肉は糖質の代謝をサポートし、疲れにくい体にしてくれます！
そのほかビタミンB群、亜鉛、鉄、タンパク質もたっぷり♪

ほんのりピリ辛味で
野菜をおいしく
食べられる！

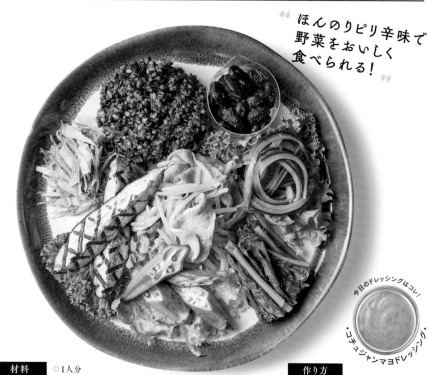

今日のドレッシングはコレ！

・コチュジャンマヨドレッシング・

材料　○1人分

黒米入り玄米 ……………… 130g
葉物野菜 …………………… 30g
赤玉ねぎのピクルス(P26) … 30g

【作り置き野菜＆豆類】
ごぼうサラダ(P40) ………… 30g
赤インゲン豆のチリビーンズ(P41)
…………………………… 30g

【冷蔵庫にある野菜】
（生野菜か火を通したもの100g）
例／オクラ ………………… 20g
なす、ほうれん草 ………… 各40g

【タンパク質（豚＆もやし）】
豚肉(しゃぶしゃぶ用) … 50g
もやし ……………… 50g
すりごま …………… 少々

【ドレッシング】
A ┌ マヨネーズ、コチュジャン、
　│ 米酢 ……………… 各大さじ1
　└ ごま油、しょうゆ、ニンニク
　　………………… 各小さじ1

作り方

1. 豚肉ともやしを湯通し
し、粗熱がとれたらすり
ごまをふる。冷蔵庫にあ
る野菜を適宜カットした
り火にかけたりする。

2. ボウルにAを入れて攪拌
し、ドレッシングを作る。

3. 全ての食材を器に盛り、2
を回しかける。

— / *Recipe* / —

グリーンゴッデスサラダプレート

緑の野菜をたくさん食べてほしくて考えたレシピ。ドレッシングもグリーンにして、
本場アメリカのグリーンゴッデスサラダ風にしました。

" バジルの香りで
気分もリフレッシュ!? "

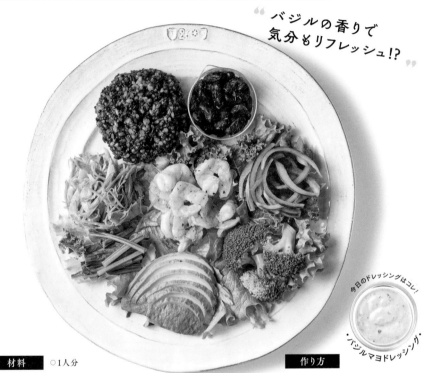

今日のドレッシングはコレ!
・バジルマヨドレッシング・

材料　○1人分

黒米入り玄米⋯⋯⋯⋯130g
葉物野菜⋯⋯⋯⋯⋯30g
赤玉ねぎのピクルス(P26)30g

【作り置き野菜＆豆類】
ごぼうサラダ(P40)⋯⋯30g
赤インゲン豆のチリビーンズ(P41)
⋯⋯⋯⋯⋯⋯30g

【冷蔵庫にある野菜】
（生野菜か火を通したもの100g）
例／ほうれん草、ブロッコリー
⋯⋯⋯⋯⋯各30g
アボカド⋯⋯⋯⋯40g

【タンパク質】（ボイルエビの
エクストラバージンオリーブオイル、
塩こしょう和え）
ボイルエビ⋯⋯⋯70g
エクストラバージン
オリーブオイル⋯小さじ1
塩、こしょう⋯⋯各少々

【ドレッシング】
A ⎡ マヨネーズ、
　 バジルソース⋯各大さじ1
　 ⎣ 白ワインビネガー⋯小さじ1

作り方

1. ボイルエビをボウルに入れ、エクストラバージンオリーブオイル、塩、こしょうで味付けする。冷蔵庫にある野菜を適宜カットしたり火にかけたりする。

2. ボウルにAを入れて攪拌し、ドレッシングを作る。

3. 全ての食材を器に盛り、2を回しかける。

Day
10-12

| 作り置き野菜のレシピ |

マイルドな酸味で食べやすい！

紫キャベツのラペ

酢をアップルサイダービネガーに替えることで、
まろやかでよりさっぱりとした優しい味わいのラペが完成！

酸っぱいver.は
P104をCheck！

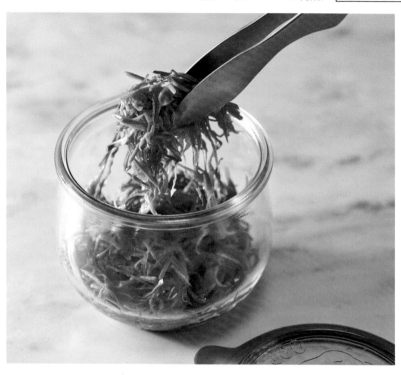

材料　○作りやすい分量

紫キャベツ ……… 1/2個（約200g）
にんじん ……… 1/2個（約70g）
ドライフルーツミックス 大さじ1
A ⎡ アップルサイダービネガー
　　　　　　　　　 大さじ3
　⎢ ニンニク、黒糖 ……… 各小さじ1
　⎣ 塩、こしょう ……… 各少々

作り方

1. 紫キャベツ、にんじんは
　 千切りにする。
2. ボウルに1とAを入れ
　 てしっかり揉み、ドラ
　 イフルーツミックスを
　 入れて軽く混ぜる。

naco's MEMO

**有機アップルサイダー
ビネガー
（ブラウンシュガー1ST.）**

りんごそのものを
発酵させているの
で、穀物酢よりも
角がなくまろやか
な酸味が特徴。

> | 作り置き豆類のレシピ |

肉、魚、野菜、なんでも合うから食事の可能性が広がる!

ひよこ豆のフムス

フムスは中近東、地中海地域の伝統的な家庭料理でひよこ豆のペースト。
なににつけてもおいしい!

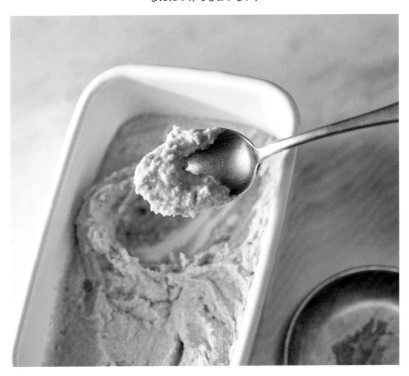

材料 ○作りやすい分量

ひよこ豆の水煮……1缶(約230g)

A
┌ 白ごまペースト、ひよこ豆の汁
│ ……………………………各大さじ2
│ オリーブオイル……大さじ1
│ ニンニク……………1片
└ 塩……………………小さじ1/4

作り方

1. ひよこ豆を水切りする(汁はとっておく)。
2. ミキサーに水切りしたひよこ豆とAを入れて滑らかになるまで攪拌する(クリーム状が目安)。

---

naco's MEMO

**ガルバンゾービーンズ
(S&W)**

タンパク質や食物繊維を含んだひよこ豆の水煮。焼き野菜をフムスにディップすると絶品です!

メキシコ風サラダプレート

10日目はちょっぴりテンションが上がるご褒美プレートを!
トルティーヤチップスの原材料は、高タンパクなとうもろこし粉です。

材料 ○1人分

黒米入り玄米	130g
葉物野菜	30g
赤玉ねぎのピクルス(P26)	30g

【作り置き野菜＆豆類】

紫キャベツのラペ(P46)	30g
ひよこ豆のフムス(P47)	30g

【冷蔵庫にある野菜(生野菜か火を通したもの100g)】

例／アボカド	40g
パクチー	10g
トマト	50g

【タンパク質(鶏ササミ＆トルティーヤチップス)】

鶏ササミ(茹でておく)	100g
トルティーヤチップス(フムスにトッピング)	2枚

【ドレッシング】

A
エクストラバージンオリーブオイル、サルサソース	各大さじ1
白ワインビネガー	小さじ1
塩、こしょう	各少々

作り方

1. 茹でたササミは食べやすい大きさに裂く。冷蔵庫にある野菜を適宜カットしたり火にかけたりする。

2. ボウルにAを入れて攪拌し、ドレッシングを作る。

3. 全ての食材を器に盛り、2を回しかける。

naco's MEMO

スナックのイメージがあるトルティーヤチップスは、ノンフライや減塩を選んで食べ過ぎなければダイエット中でも安心して食べられる食品です。

POINT

パクチーは
ビタミンCが豊富！

POINT

ひよこ豆はタンパク質の分解を
促すビタミンB$_6$も含有！

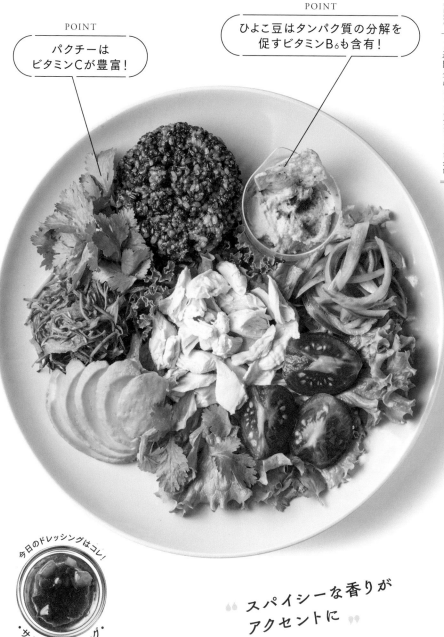

今日のドレッシングはコレ！

・サルサドレッシング・

スパイシーな香りが
アクセントに

おいしすぎる
ガパオ風サラダプレート

ダイエット中だということを忘れるくらいおいしいガパオは、鶏むね肉のひき肉がミソ。
ジュワッととろける黄身をからめて召し上がれ！

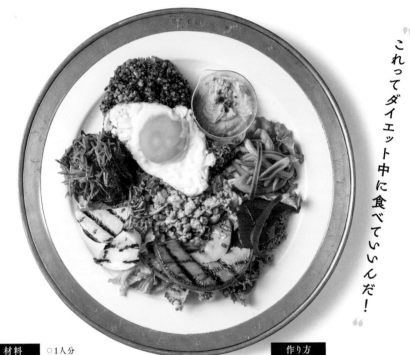

これってダイエット中に食べていいんだ！

材料 ○1人分

黒米入り玄米 130g
葉物野菜 30g
赤玉ねぎのピクルス(P26) ... 30g

【作り置き野菜＆豆類】
紫キャベツのラペ(P46) ... 30g
ひよこ豆のフムス(P47) ... 30g

【冷蔵庫にある野菜
（生野菜か火を通したもの100g）】
例／かぶ、かぼちゃ 各40g
パプリカ 20g

【タンパク質
（鶏ひき肉のオイスターソース炒め）】
鶏むねひき肉 60g
オイスターソース 10g
卵 1個

作り方

1. 鶏むねひき肉をフライパンで炒め、余分な油はキッチンペーパーでふきとる。ひき肉に火が通ったらオイスターソースを混ぜ、フライパンから取り出す。同じフライパンで目玉焼きを作る。冷蔵庫にある野菜を適宜カットしたり火にかけたりする。
2. 全ての食材を器に盛る。

Day
12

/ Recipe /

マスタードチキンとフムスの
サラダプレート

淡白になりやすい鶏むね肉も、
マスタードでからめてフムスと一緒に食べるだけで、あらおいしい!

POINT

お肉につけて
食べると絶品!

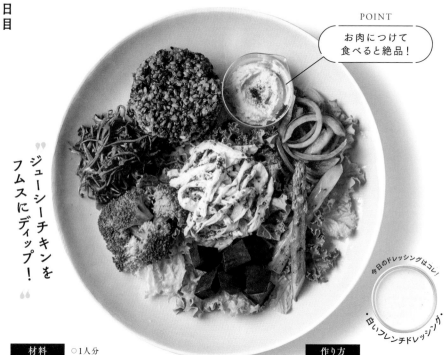

"ジューシーチキンをフムスにディップ!"

今日のドレッシングはコレ!

白いフレンチドレッシング

材料　○1人分

黒米入り玄米	130g
葉物野菜	30g
赤玉ねぎのピクルス(P26)	30g

【作り置き野菜&豆類】

紫キャベツのラペ(P46)	30g
ひよこ豆のフムス(P47)	30g

【冷蔵庫にある野菜
（生野菜か火を通したもの150g)】

例／ブロッコリー、ビーツ	各40g
アスパラ	20g

【タンパク質
（サラダチキンの粒マスタード和え)】

サラダチキン	100g
粒マスタード	6g

【ドレッシング】

A
マヨネーズ、白ワインビネガー	各大さじ1
塩、こしょう	各少々

作り方

1. サラダチキンを裂きながらボウルに入れ、粒マスタードと和える。冷蔵庫にある野菜を適宜カットしたり火にかけたりする。

2. ボウルに**A**を入れて撹拌し、ドレッシングを作る。

3. 全ての食材を器に盛り、2を回しかける。

Day
13-14

| 作り置き野菜のレシピ |

砂糖がなくてもこんなにあま〜い

かぼちゃと焼き芋のサラダ

砂糖などの甘味を使っていないのにしっかり甘い。
その秘密は、1本の焼き芋！

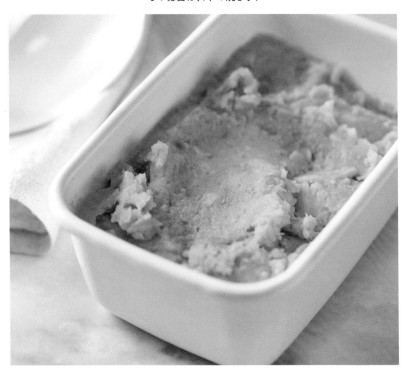

材料 ○作りやすい分量

かぼちゃ（Mサイズ）・・・・・・・・1/4個
焼き芋・・・・・・・・・・・・・300g
A マヨネーズ、
無糖ヨーグルト・・・・・・各大さじ2

作り方

1. 皮付きのかぼちゃは種をとり、耐熱容器に入れラップをして600wの電子レンジで6分（やわらかくなるまで）加熱し、スプーンですくってボウルに入れる。皮をむいた焼き芋も加え、かぼちゃと一緒にボウルでよく潰す。
2. 1にAを入れて混ぜ合わせる。

｜ 作り置き豆類のレシピ ｜

市販品を簡単アレンジ!

大豆梅合わせ

ひじきや大豆など、市販品をうまく活用するのも
ダイエット成功のカギです!

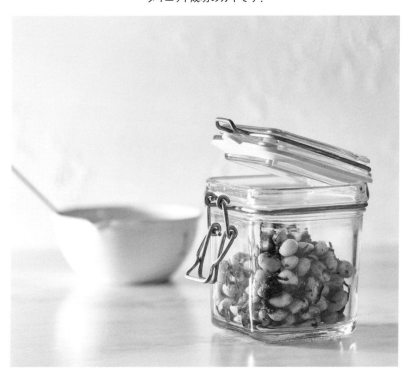

材料　○作りやすい分量

大豆の水煮	1パック（約100g）
梅干し	1個（チューブなら小さじ2）
ひじき煮パック	30 g

作り方

1. 梅干しは種をとって包丁で軽く叩いておく。
2. ボウルに1、水気を切った大豆の水煮、ひじき煮を入れて和える。

—/ Recipe /—

焼き豆腐とササミチキンの
ごまドレサラダプレート

高カロリーでダイエット中は敬遠されがちなごまドレッシング。だから、ヘルシーなものを作りました!

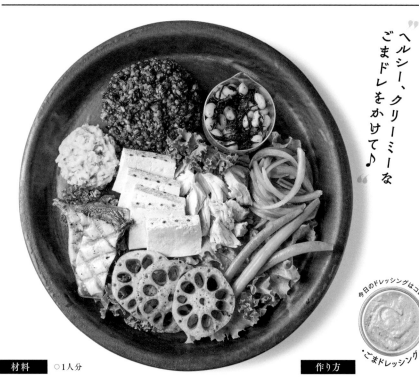

ヘルシー、クリーミーなごまドレをかけて♪

今日のドレッシングはコレ!

・ごまドレッシング・

材料　○1人分

黒米入り玄米	130g
葉物野菜	30g
赤玉ねぎのピクルス(P26)	30g

【作り置き野菜＆豆類】

かぼちゃと焼き芋のサラダ(P52)	30g
大豆梅合わせ(P53)	30g

【冷蔵庫にある野菜】(生野菜か火を通したもの100g)

例／インゲン	20g
蓮根	50g
エリンギ	30g

【タンパク質】（鶏ササミ＆焼き豆腐）

鶏ササミ(茹でておく)	60g
焼き豆腐	40g

【ドレッシング】

A
ねりごま 米酢	各大さじ1
すりごま	小さじ2
無調整豆乳、 しょうゆ	各小さじ1

作り方

1. 茹でた鶏ササミと焼き豆腐は食べやすい大きさにカットする。冷蔵庫にある野菜を適宜カットしたり火にかけたりする。

2. ボウルにAを入れて攪拌し、ドレッシングを作る。

3. 全ての食材を器に盛り、2を回しかける。

Day
14

／ Recipe ／

鮭のサラダプレート

最終日は抗酸化作用が高いアスタキサンチンが豊富な鮭をドーンとひと切れ。
2週間、お疲れ様でした!

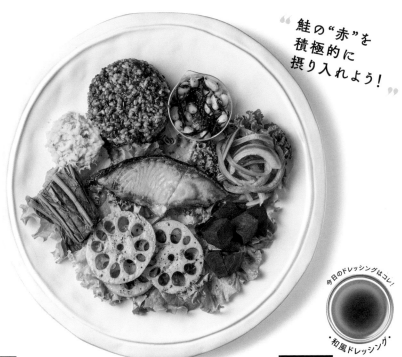

" 鮭の"赤"を
積極的に
摂り入れよう! "

今日のドレッシングはコレ!

・和風ドレッシング・

材料　○1人分

黒米入り玄米	130g
葉物野菜	30g
赤玉ねぎのピクルス(P26)	30g

【作り置き野菜＆豆類】

かぼちゃと焼き芋のサラダ(P52)	30g
大豆梅合わせ(P53)	30g

【冷蔵庫にある野菜】
（生野菜か火を通したもの100g）

例／ボイルビーツ、蓮根	各30g
ほうれん草	40g

【タンパク質（鮭の切り身）】

塩鮭の切り身	40g

【ドレッシング】

A
オリーブオイル	大さじ1
米酢、しょうゆ	各小さじ1

作り方

1. 鮭の切り身は焼く。冷蔵庫にある野菜を適宜カットしたり火にかけたりする。

2. ボウルにAを入れて攪拌し、ドレッシングを作る。

3. 全ての食材を器に盛り、2を回しかける。

おいしさのカギを握る!

nacoの愛用調味料

いつもの調味料をちょっとこだわるだけで、ダイエット食も驚くほどおいしくなる!
もちろん味だけじゃなく、原材料にこだわったものや低カロリーなものを
厳選しているので、カラダにもやさしいんです。

料理に使うオイルは複数種類を使い分け!

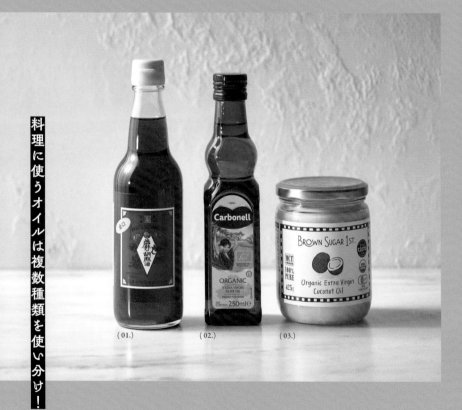

（ 01. ）

（ 02. ）

（ 03. ）

（ 01. ）
岩井の胡麻油
金岩井純正
胡麻油金口

香り豊かなごま油は、
サラダやドレッシング
に使うと風味がアップ!
焼き野菜にもオススメ。

（ 02. ）
讃陽食品工業
カルボネール オーガニック
エクストラバージンオリーブオイル

オリーブの栽培から、搾油、瓶詰ま
でEU の有機農産物規定に従って作
られた、オーガニックオイル。香り
豊かでサラダに最適。

（ 03. ）
ブラウンシュガー1ST.
有機EV
ココナッツオイル

ココナッツオイルは消化吸
収が速やかで分解が早く、
ダイエット向き! クセのな
い味と甘い香りが特徴的。

健康的に楽しくやせるために必要不可欠な調味料

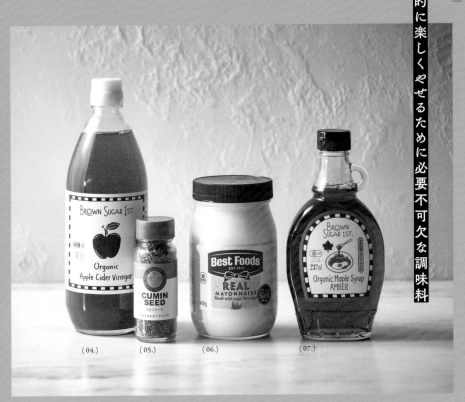

(04.) (05.) (06.) (07.)

(04.)
ブラウンシュガー1ST.
有機アップルサイダー
ビネガー

りんごが持つ力だけで
醗酵させたりんご酢。
マイルドな酸味がほし
いときに使っています。

(05.)
マスコット
クミンシード
（ホール）

味に深みが出て余計な
塩分を控えられる香辛
料は、ダイエットの味
方なんです！

(06.)
日本珈琲貿易
ベストフーズ
リアルマヨネーズ

ダイエット中でも安心
の、低カロリー、低コ
レステロールのマヨネー
ズです。

(07.)
ブラウンシュガー1ST.
有機メープルシロップ
アンバー

ミネラルやビタミン、
複数種類のポリフェノー
ルが含まれていて栄養
満点。味も抜群です。

CHAPTER

2

野菜たっぷり！
映えサラダレシピ

ここからは、14日間サラダプレートで結果が出た後も、
ムリなくおいしく野菜をとり入れるためのレシピをご紹介します。
CHAPTER2は、「ダイエット中でもおいしいものが食べたい！」
「どうせ食べるなら栄養満点なものがイイ！」。そんな自分自身の欲望に忠実に、
たどり着いた大満足サラダレシピばかり。
サラダは朝食べると消化を促し、夜食べると過食を防ぐ効果が
期待できるので、いつ食べてもカラダが喜びます！

カリカリベーコンの食感がアクセント!

デリ風白菜サラダ

たった2つの食材で、デパ地下風のオシャレサラダが作れちゃう!
白菜は塩揉みをすれば生でも絶品です。

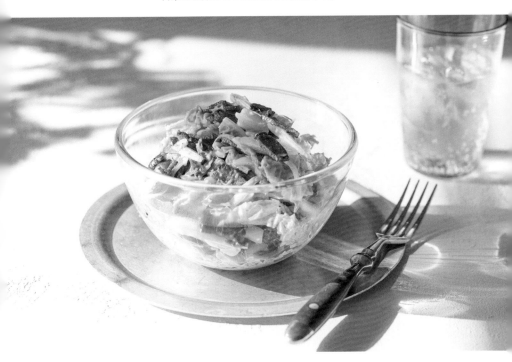

材料　○2人分

白菜	4枚（約300g）
ベーコン	30g

【ドレッシング】

A
- マヨネーズ、サラダ油、
レモン果汁 ………… 各大さじ1
- 蜂蜜 ………… 小さじ1
- 塩、こしょう ………… 各ひとつまみ

作り方

1. ベーコンは5mm幅にカットしフライパンで炒める（油はひかない）。ベーコンがカリカリになるまでの間に、別のボウルでAのドレッシングの材料を混ぜておく。

2. 白菜を千切りにして小さじ1の塩（分量外）で軽く揉む。水でさっと洗い流し、ぎゅっと水気を切る。

3. 1のベーコンと2の白菜をボウルに入れ、ドレッシングで和える。

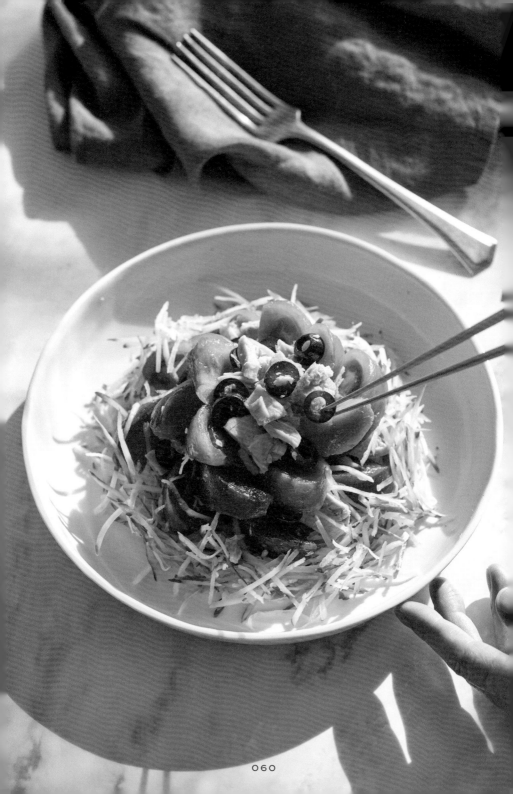

─── / *Recipe* / ───

冷蔵庫でキンキンに冷やして召し上がれ！

最強コンビのトマトサラダ

抗酸化力が高いトマトとオリーブを組み合わせた、
おいしく、栄養価の高いサラダです！

材料　○2人分

トマト（Mサイズ）	2個
きゅうり	1本
ブラックオリーブ	6粒（約50g）
ツナ缶（ノンオイル）	1缶
塩、こしょう	各少々

【ドレッシング】

A
エクストラバージンオリーブオイル	大さじ2
米酢	大さじ1
塩、こしょう	各少々

naco's MEMO

イタリア料理などに使わ
れることが多いオリー
ブの実には、オレイン
酸が多く含まれ、PMS
（月経前症候群）時の
イライラ緩和にも役立
つと言われています。
女性にとってはうれし
い食材なんです！

作り方

1. トマトはヘタを取って十字に切れ目を入れ、沸騰したお湯に入れる。皮がめくれ上がってきたらお湯から上げ、すぐに氷水に浸けて皮を剥いてくし形切りにする。きゅうりは千切りに、オリーブは輪切りにする。
2. ボウルに輪切りにしたオリーブ、ツナ（汁ごと）、塩、こしょうを加えてよく混ぜる。
3. 皿にきゅうりを敷き詰めて、その上にくし形に切ったトマトをらせん状にならべ、2をのせる。
4. 別のボウルにAの材料を入れてよく混ぜ、食べる直前に3にかける。

POINT

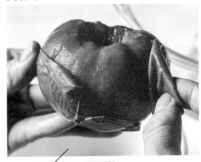

一度加熱してから一気に冷やすと
皮がツルッと剥ける！

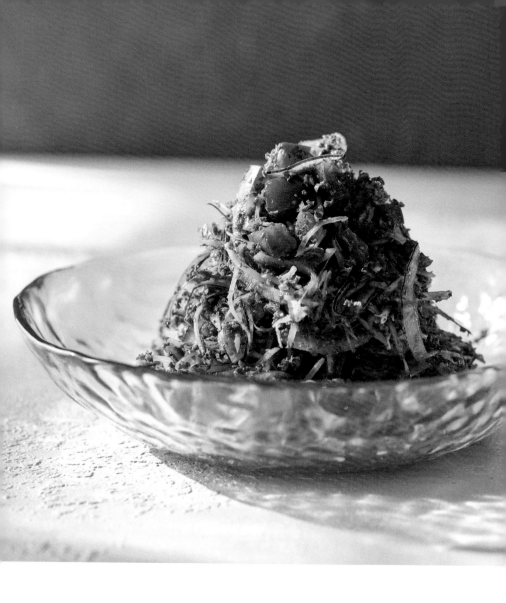

脇役にしておくのはもったいない！

驚異のパセリサラダ

オーストラリアのスーパーで出合った「タッブーレサラダ」を再現。
パセリはビタミンCも鉄分もたっぷりの実力派野菜なんです！

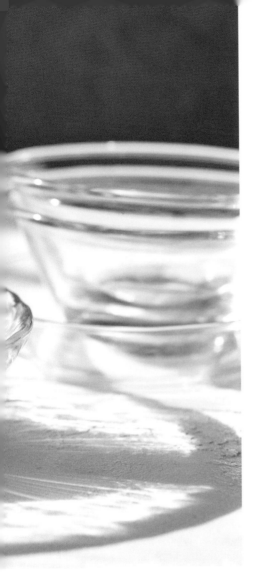

材料 ○2人分

パセリ	1束(約100g)
トマト(Mサイズ)	1個
きゅうり	1本
赤玉ねぎ	1/4個

【ドレッシング】

A	エクストラバージンオリーブオイル	大さじ2
	レモン果汁	大さじ1
	ニンニク(すりおろし)	1片
	塩、こしょう	各少々

作り方

1. パセリは枝から取りみじん切り、赤玉ねぎは薄切り、きゅうりは千切り、トマトは角切りにする。
2. 1をボウルに入れ、Aの材料を加えてよく和える。

そうめんアレンジ

材料 ○1人分

そうめん	1束
めんつゆ	適量
パセリサラダ	1人分

作り方

1. そうめんを茹でて冷水でしめ、水気を切って皿に盛る。
2. 1にめんつゆをかけ、パセリサラダを盛り付ける。

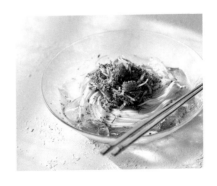

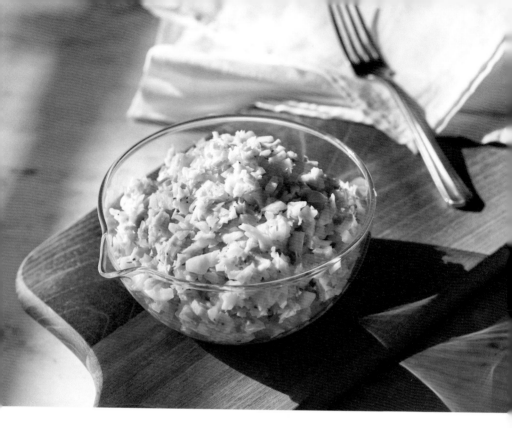

---/ *Recipe* /---

隠し味にパイナップルジュースをプラス!

絶品デリ風コールスロー

フルーティーな酸味が特徴的なパイナップルジュースを加えることで、
お肉料理と相性抜群の爽やかな味に!

材料 ○2人分

キャベツ	1/4個（約300g）
にんじん	10g
ロースハム（厚切り）	50g

【ドレッシング】

┌ マヨネーズ	大さじ3
A 米酢、パイナップルジュース	各大さじ1
└ 塩、こしょう	各少々

作り方

1. キャベツとにんじんはみじん切り、ハムは5mm角に切る。
2. ボウルにAを入れてよく混ぜる。
3. 2に1を入れて合わせ、10分ほど冷蔵庫に寝かせて味をなじませる。

贅沢気分でむくみ予防！

貴族のフルーツサラダ

華やかなフルーツサラダは、友人ウケ抜群でおもてなしに重宝する逸品。
むくみ予防に役立つキウイがたっぷり！

材料 （2人分）

大根（小さめサイズがオススメ）	150g
キウイ	2個
アボカド	1/2個
ベリー系の実	適量
ディル（あればでOK）	適量

【ドレッシング】

無糖ヨーグルト	大さじ1
アップルサイダービネガー、 エクストラバージンオリーブオイル	各小さじ1

A

作り方

1. 大根は薄切りにし、小さじ1の塩（分量外）で塩揉みをする。5分ほど置いてさっと洗い流したらよく水気を切る。キウイとアボカドは3mmぐらいの薄切りにする。

2. ベリー系の実はよく洗って容器に入れ、浸るくらいのアップルサイダービネガー（分量外）で5分ほど漬ける。

3. ボウルに**A**を入れてよく混ぜる。

4. 1と2の食材を器に盛り、3のドレッシングをかける。

満腹感を感じやすい!

ビアホールの
サーモンオニオンサラダ

満腹感を感じやすくするビタミンDが豊富なサーモンが主役のサラダ。
食事量をコントロールしたいダイエット中に最適!

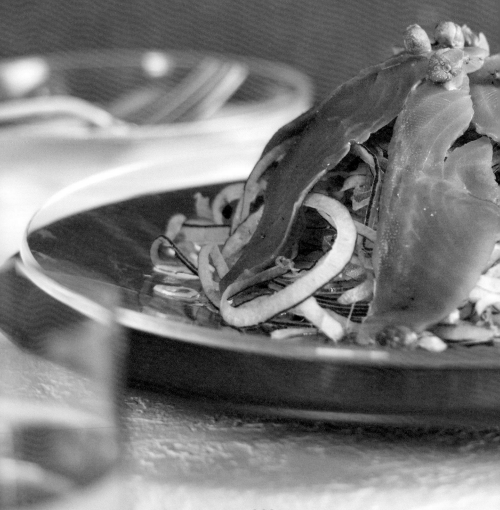

材料 ○2人分

赤玉ねぎ	2個
スモークサーモン	1パック（約70g）
ケッパー	10粒

【ドレッシング】

エクストラバージンオリーブオイル	大さじ2
米酢	大さじ1
レモン果汁	小さじ1
塩、こしょう	各小さじ1/4

A

作り方

1. 赤玉ねぎはスライスして米酢小さじ1（分量外）を入れた水に30秒ほどさらしたら水切りをして器に盛る。その上にスモークサーモンを盛りつける（赤玉ねぎはさらしすぎない）。
2. ボウルにAを入れてよく混ぜる。
3. 1にケッパーをのせ、Aのドレッシングを回しかける。

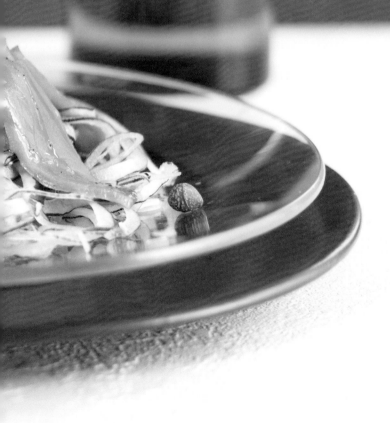

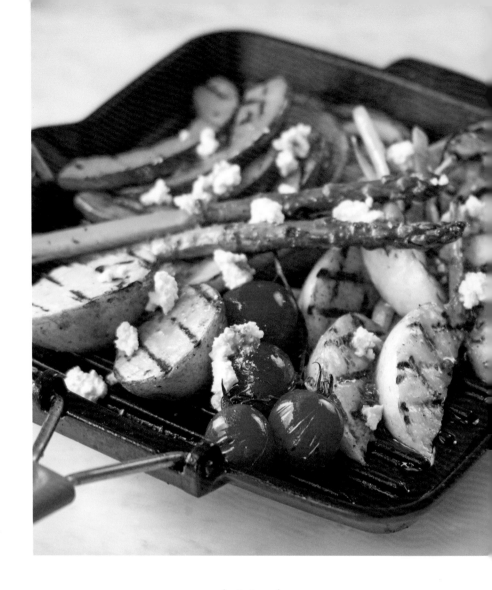

---/ *Recipe* /---

主役級の食べごたえ

彩り野菜の
グリルベジタブルサラダ

野菜の厚さやカットの仕方を変えれば、素材の味を飽きずに楽しめるグリル野菜。
切って焼くだけなのもうれしい!

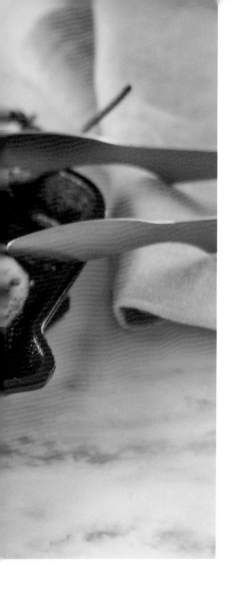

材料　○2人分

赤玉ねぎ（厚めの輪切り）	2枚
ズッキーニ	1/2本
なす	1本
かぶ（4等分）	1/4個
かぼちゃ	4枚（約100g）
ミニトマト	4個
にんじん	30g
アスパラガス	2本
じゃがいも（Sサイズ）	1個
リコッタチーズ	大さじ2

A	水	500ml
	オリーブオイル	大さじ1
	塩	小さじ1

B	バジルソース	大さじ2
	エクストラバージンオリーブオイル	大さじ1

作り方

1. 全ての野菜を食べやすい大きさにカットする。
2. ボウルにAの材料と1の野菜を入れて1分ほど漬ける。
3. 2の野菜を取り出し、熱したグリルパンで焼き目がつくまで焼く。
4. 別のボウルにBの材料を入れてよく混ぜる。
5. 3の野菜にリコッタチーズをちらし、Bのソースをかける。

POINT

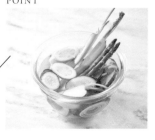

1分ほど漬けておくと火が通りやすくなる！

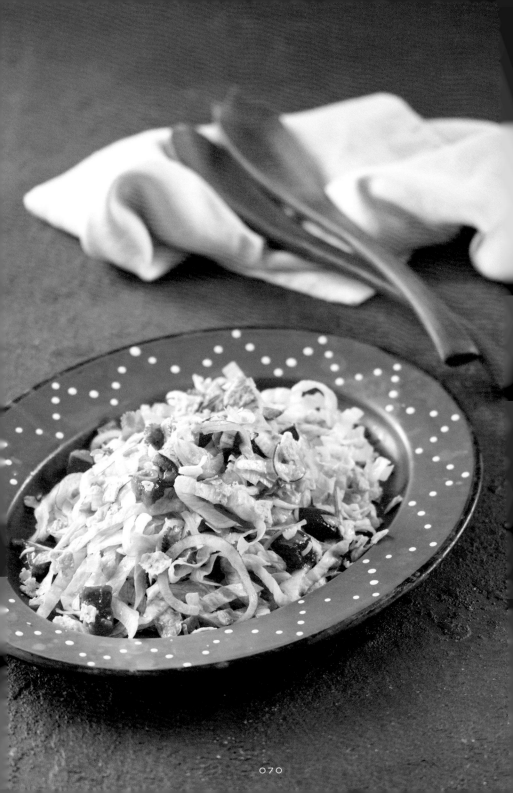

— / Recipe / —

味見をしたらもう止まらない!

ピリ辛メキシコサラダ

トルティーヤチップスのパリパリ食感と野菜がマッチして、いくらでも食べられる絶品サラダ。
食べ過ぎには注意です!

材料 ○2人分

レタス	1/4個
トマト(Mサイズ)	1個
赤玉ねぎ	1/2個
ハラペーニョ	10g
ミックスチーズ	30g
トルティーヤチップス	5〜10枚(適量)
パクチー	ひと枝(約30g)

【ドレッシング】

A
エクストラバージンオリーブオイル	大さじ2
ライム果汁	大さじ1
ニンニク(すりおろし)、てんさい糖(砂糖でもOK)	各小さじ1
塩	少々

作り方

1. レタスは細切り、赤玉ねぎはスライス、トマトは小さめにカット、ハラペーニョはみじん切り、パクチーは刻んでおく。

2. ボウルにAの材料を入れてよく混ぜ、1とミックスチーズを加えてさらに混ぜ合わせる。トルティーヤチップス数枚を手で砕いてふりかける。

naco's MEMO

メキシコ料理に欠かせないハラペーニョは、ビタミンCやビタミンB$_6$が豊富。カプサイシンはアドレナリンの分泌を促進し、脂肪分解酵素のリパーゼが活性化されて脂肪を燃焼しやすくします。エネルギー代謝の効率がよくなるため、肥満を予防する効果が期待できます!

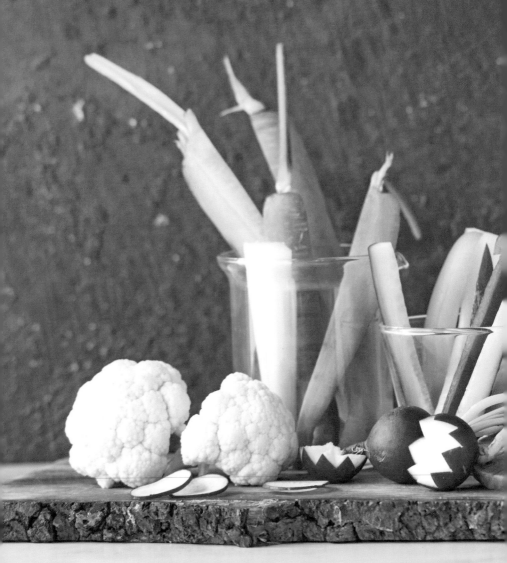

味噌のコク深ソースが絶品!

ソースがおいしい
彩りバーニャカウダ

コンビニの野菜スティックのソースが好きで、何度も試作を重ねて完成。
もったりまろやかな白味噌がポイント!

材料 ○2人分

好きな野菜（例:黄色にんじん30g、にんじん30g、カリフラワー30g、ラディッシュ2個、紅芯大根40g、きゅうり1本など）

【ソース】

A	マヨネーズ	大さじ3
	白味噌	大さじ1
	白だし	小さじ1
	蜂蜜	小さじ1/4
	お好みで一味唐辛子	少々

作り方

1. にんじん、きゅうりなど細長い野菜はスティック状、紅芯大根は厚めにスライス、カリフラワーは食べやすい大きさに、ラディッシュは飾り切りにし、器に盛る。
2. ボウルにAの材料を入れてよく混ぜ、器に盛ってお好みで一味唐辛子をふりかける。

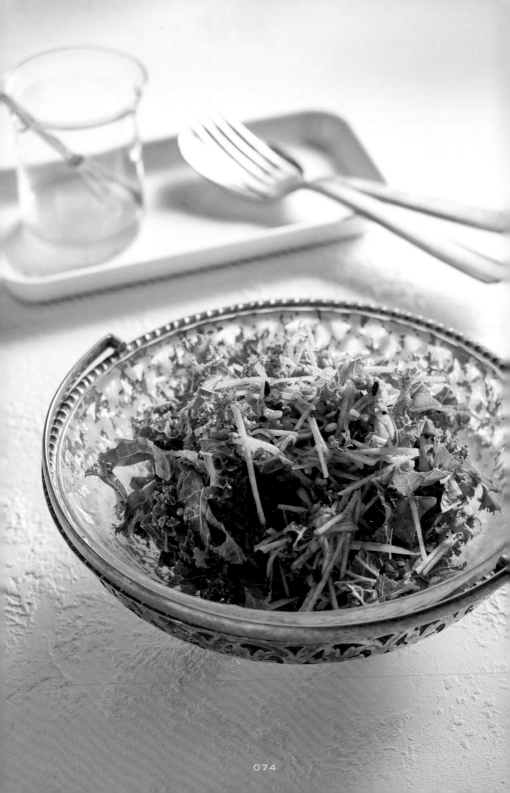

─── / Recipe / ───

栄養価抜群ケールをたんまりと!

本気でやせるケールサラダ

栄養素の宝庫、ケールをおいしく、たっぷり食べるために考えたサラダ。
お好みのナッツを加えて食感を変えても◎。

材料　○2人分

ケール	4枚（約100g）
りんご	1/2個
紫キャベツ（普通のキャベツでもOK）	10g
茹で押し麦（もち麦でもOK）	20g

【ドレッシング】

A
エクストラバージンオリーブオイル	大さじ2
米酢、蜂蜜、レモン果汁	各小さじ2
塩	小さじ1/2
こしょう	ひとつまみ

POINT

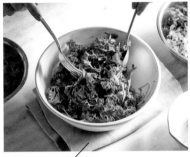

ドレッシングと食材を
よ〜く和えて!

作り方

1. ケールは食べやすい大きさに手でちぎり、りんごと紫キャベツは千切りにして氷水で冷やし、よく水切りをする。
2. ボウルにAの材料を入れてよく混ぜる。
3. 大きめのボウルに1と2を入れ、混ぜ合わせて器に盛り、押し麦をふりかける。

naco's MEMO

野菜の王様と言われるケールは、β-カロテン、食物繊維、ビタミンC、寝つき改善が期待できるメラトニン、葉酸、カルシウムなど、多数の栄養が含まれているので食べなきゃ損!

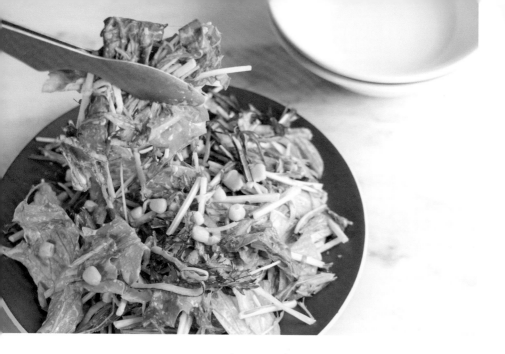

---/ *Recipe* /---

モリモリ食べられる

レタスと水菜のデパ地下風サラダ

あのデパ地下サラダを自宅で再現。上品な甘みのメープルシロップを使うことで、
おいしさがワンランクアップ！

材料　○2人分

レタス	1/4個
水菜	1束
赤玉ねぎ	1/2個
スイートコーン	大さじ2
きゅうり	1本
にんじん	30g

【ドレッシング】

A
マヨネーズ、アップルサイダービネガー	各大さじ1
無糖ヨーグルト、エクストラバージンオリーブオイル、メープルシロップ	各小さじ1
しょうゆ	小さじ1/2
一味唐辛子	少々

作り方

1. スイートコーンは汁を切る。レタスはやさしく手でちぎる。水菜は食べやすい大きさにカットする。きゅうりとにんじんは千切りにする。赤玉ねぎは薄切りにして冷水で30秒ほどさらして、シャキッとさせる。

2. ボウルにAを入れてよく混ぜ、1の食材を加えてトングでさらに混ぜ合わせる。

— / *Recipe* / —

何度でもリピートしたくなる味

アボカドオニオンサラダ

やさしい酸味と甘みが特徴。爽やかな酸味を引き出すには
フルーティーなアップルサイダービネガーがオススメ！

材料 ○2人分

アボカド、玉ねぎ	各1個
レモン果汁	小さじ1

【ドレッシング】

A
マヨネーズ	大さじ2
アップルサイダービネガー	大さじ1
蜂蜜	小さじ1
塩、こしょう	各少々

作り方

1. アボカドは食べやすい大きさにカットし、レモン果汁をかけて変色を防ぐ。玉ねぎはスライスして水にさらして水気を切る。

2. ボウルに1とAの材料を入れてよく和える。

> アップルサイダービネガーの
> 詳細はP57をチェック！

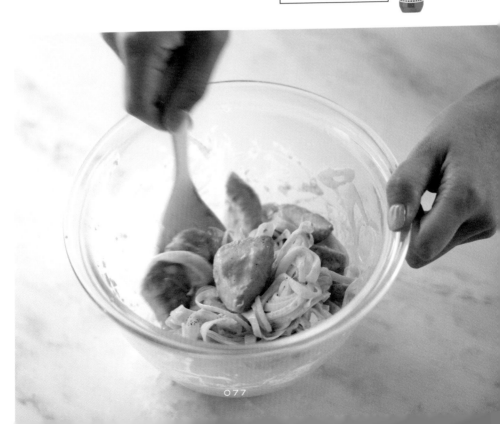

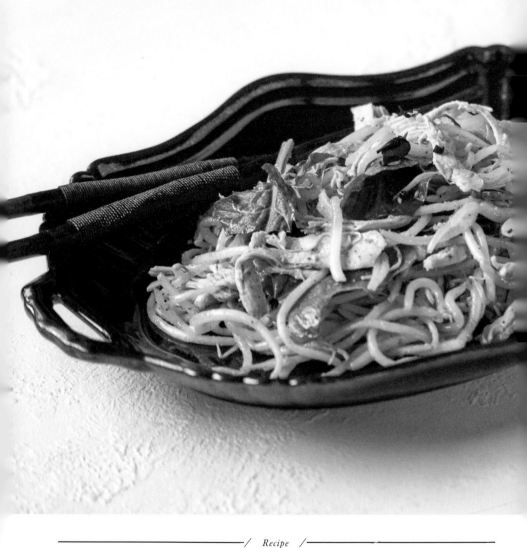

コスパ抜群！　食べごたえバッチリ!!

ナムル風サラダ

野菜が高くなってしまった時期によく作るサラダ。
鶏むね肉は沸騰したお湯で3分、火を止めてから余熱で20分火を通すと
やわらかく仕上がります。

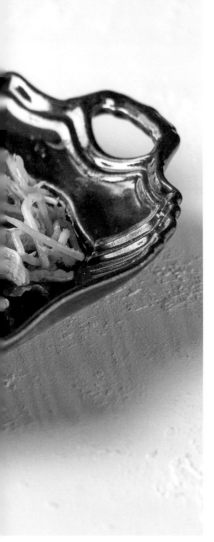

材料 ○2人分

鶏むね肉		100g
もやし		1袋
ほうれん草		1/2束
A	塩	小さじ1
	鶏ガラスープの素	大さじ1と1/2
B	ごま油、すりごま	各大さじ2
	鷹の爪	小さじ1
	塩、こしょう	各少々

作り方

1. 鶏むね肉は茹でて裂く。耐熱容器にもやし、ほうれん草、Aを入れて600wの電子レンジで2分加熱する。一度取り出して全体をよく混ぜ、もう一度2分加熱する。
2. 1にBと裂いた鶏むね肉を加えてよく混ぜ合わせる。

POINT

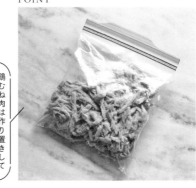

鶏むね肉は作り置きして冷凍しておくと便利!

ナンプラーの香りが本格的!

青パパイヤのソムタム

本場タイの味、ソムタムを家庭でも作れるようにアレンジ。
アク抜きをしっかりとすると爽やかなソムタムの出来上がり。

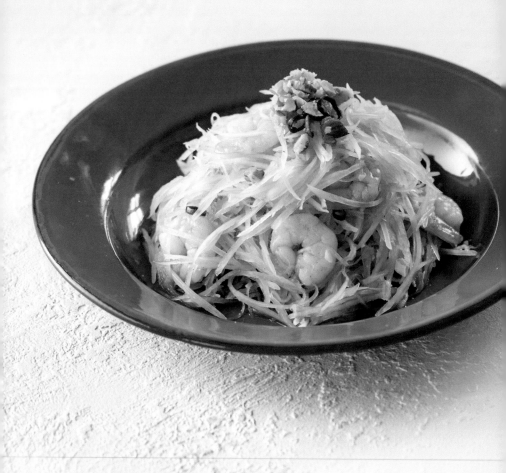

材料 ○2人分

青パパイヤ	1個
むきエビ	6尾
白ワイン	適量
レモン（スライス）	1枚
粒こしょう	ひとつまみ

A
スイートチリ、米酢、レモン果汁	各大さじ1
ナンプラー、水、黒糖、ニンニク	各小さじ2
鷹の爪（輪切り）	少々
ピーナッツ	適量
お好みでパクチー	適量

作り方

1. 鍋に湯（分量外）、白ワイン、レモン、粒こしょうを入れてエビの臭みを取りながら2分茹でる。

2. 青パパイヤの皮をピーラーで剝き千切りにする（種がある場合はスプーンなどで取りのぞく）。青パパイヤはアクが強いので、水（分量外）に10分浸してからよく水気を切る。

3. ボウルに1と2とAを入れてよく和えて器に盛り、砕いたピーナッツをふりかける。お好みでパクチーを混ぜてもおいしい。

POINT

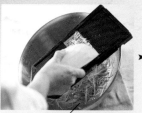

スライサーを使うとラクラク♪

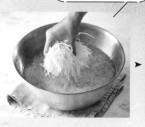

アクが強いパパイヤはアク抜きをしっかりと

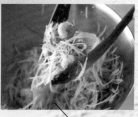

調味料をしっかり混ぜ合わせて完成！

カニカマときゅうりの食感がベストマッチ！

カニカマきゅうりサラダ

カニカマ好きの家族を唸らせた伝説のサラダ。
カニカマときゅうりの食感が絶妙なうえ、ヘルシーだから罪悪感なく食べられます！

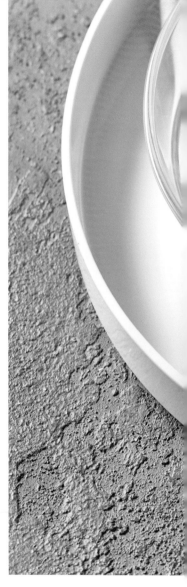

材料　○2人分

きゅうり	2本
カニカマ	200g
りんご	30g

【ドレッシング】

A
- マヨネーズ、アップルサイダービネガー ……各大さじ2
- 豆板醤、ニンニク(すりおろし)、ごま油、しょうゆ ……各小さじ1

作り方

1. きゅうりとりんごは千切りにする（きゅうりの青臭さが苦手な人はさっと酢水にさらすとおいしく食べられる）。カニカマは裂いておく。
2. ボウルにAの材料を入れよく混ぜ、1を入れて和える。

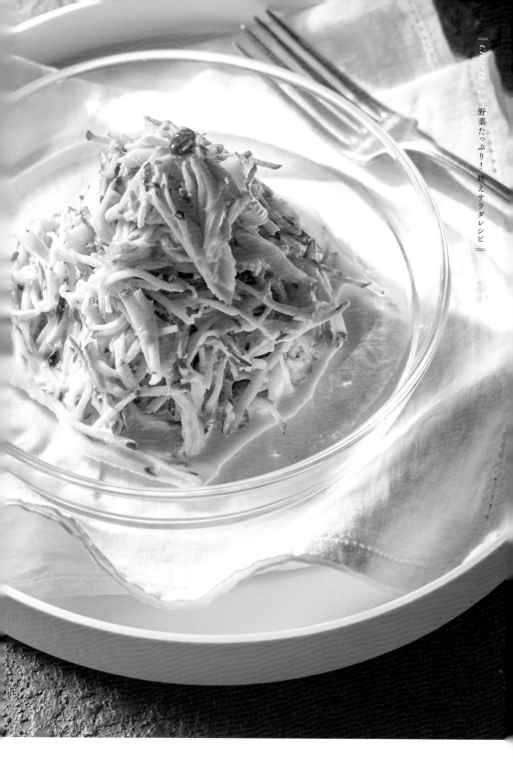

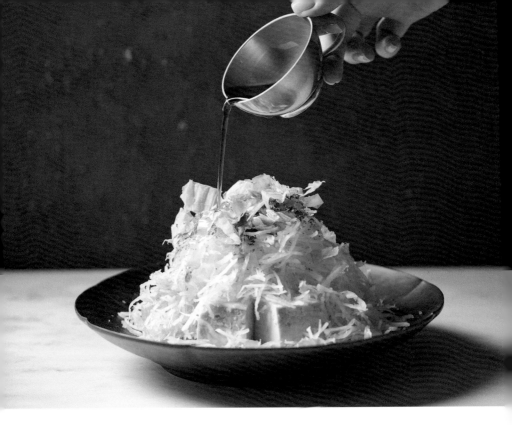

ボリューミーだけどさっぱり食べられる

大根サラダ

大根は胃腸の働きを活発にして、
胃もたれや二日酔いを防ぐ効果が期待できる頼もしい野菜です!

材料　○2人分

大根	150g
木綿豆腐	150g
あおさ、かつおぶし	各大さじ1

【ドレッシング】

┌ しょうゆ、米酢	各大さじ1
A │ 白だし、黒糖、レモン果汁	小さじ1
└ 塩	少々

作り方

1. 大根は千切りにし、氷水に数秒さらしてシャキッとさせてからよく水気を切る（食べる直前まで冷蔵庫で冷やす場合は氷水にさらさなくてもOK）。

2. ボウルにAを入れてよく混ぜる。

3. 水気を切って食べやすい大きさに切った豆腐と1を器に盛りつけ、あおさ、かつおぶしをのせる。2のドレッシングを回しかける。

/ *Recipe* /

カレーとの相性がとにかくイイ！

レタス1玉消えるカレーのお供サラダ

生姜が効いた彩り豊かなレタスサラダは、さっぱりしていて濃い味のカレーにピッタリ。
食物繊維がたっぷり摂れちゃいます。

材料　○2人分

レタス	1個
きゅうり	1本
玉ねぎ	1/4個
にんじん	10g
生姜	1片
ツナ缶（ノンオイル）	200g

【ドレッシング】

A	エクストラバージンオリーブオイル	大さじ2
	アップルサイダービネガー	大さじ1
	塩	小さじ1/4
	レモン果汁	小さじ1

作り方

1. レタスは手でちぎる。玉ねぎはスライスしたら冷水にさっとさらして、よく水気を切る。きゅうり、にんじん、生姜は千切りにする。
2. ボウルに1を入れ、ツナ（汁ごと）を加える。
3. 別のボウルにAを入れてよく混ぜる。
4. 2に3のドレッシングを入れてよく和える。

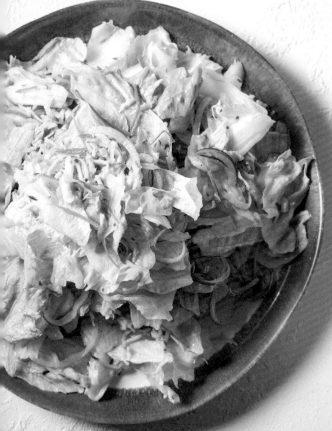

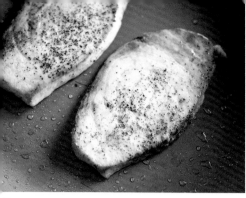

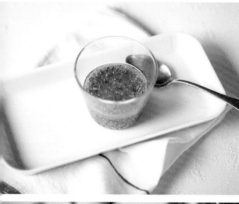

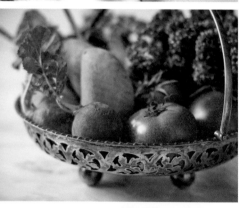

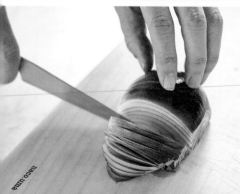

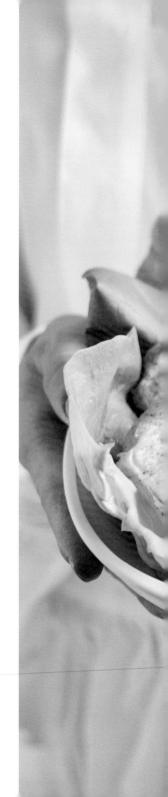

ボリューム満点　具沢山プレートを召し上がれ！

次のページからは、お肉や魚を加えたボリュームたっぷりのサラダをご紹介します！

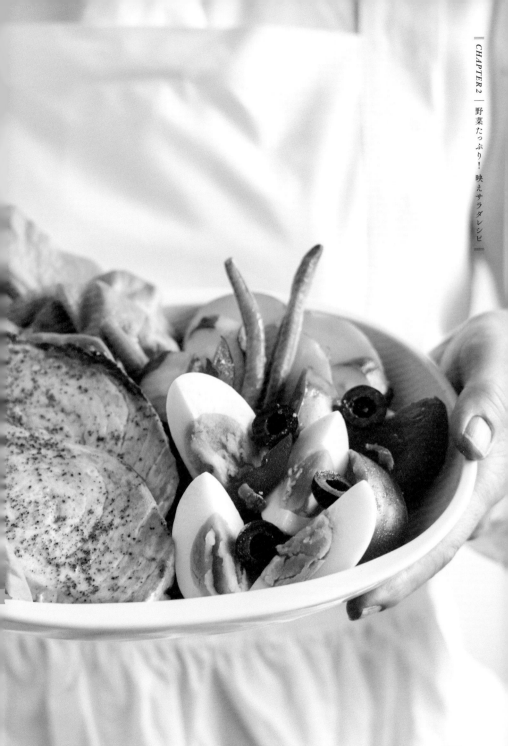

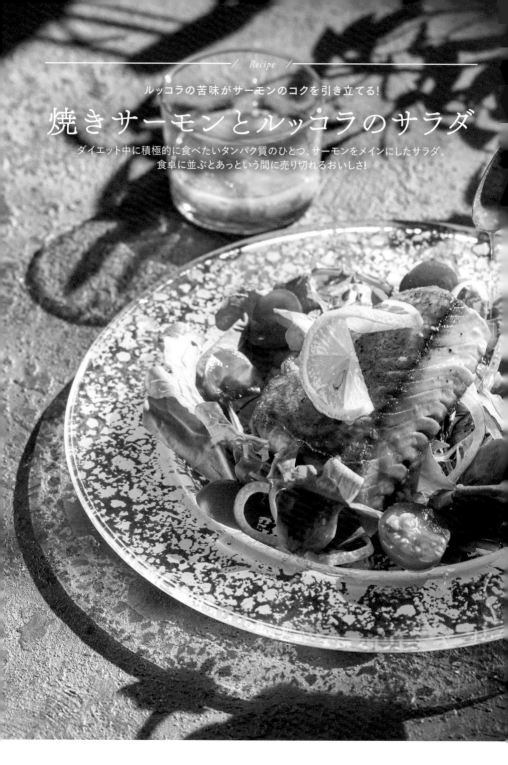

ルッコラの苦味がサーモンのコクを引き立てる!

焼きサーモンとルッコラのサラダ

ダイエット中に積極的に食べたいタンパク質のひとつ、サーモンをメインにしたサラダ。
食卓に並ぶとあっという間に売り切れるおいしさ!

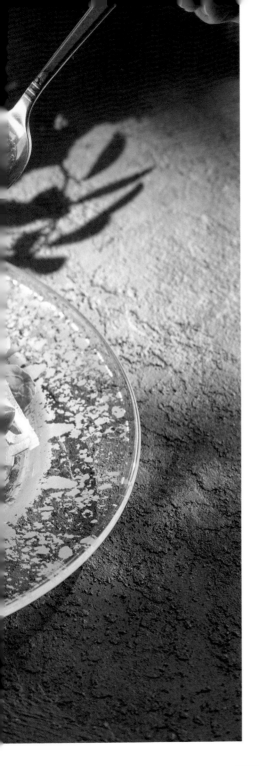

材料　○2人分

サーモンの切り身	200g
塩、こしょう	各少々
赤玉ねぎ	1/2個
ルッコラ	1束
ミニトマト	4個
レモン（スライス）	1枚

【ドレッシング】

A	フライドガーリック、エクストラバージンオリーブオイル	各大さじ2
	レモン果汁	大さじ1
	塩、こしょう	各少々

作り方

1. サーモンの切り身は塩、こしょうで下味を付け、フライパンで両面を焼く。ミニトマトは半分に、赤玉ねぎはスライスして水にさらしてから水気を切り、ルッコラは食べやすいサイズにカットして水で洗って水気を切る。
2. ボウルにAを入れてよく混ぜ、器に盛った1に回しかける。最後にレモンをトッピングする。

naco's MEMO

少し苦味のあるルッコラはいつもと違うサラダを味わうにはもってこいの野菜。さらに栄養価も高く、ビタミンCやミネラルがたっぷりなので、風邪予防や疲労回復効果が期待できます。

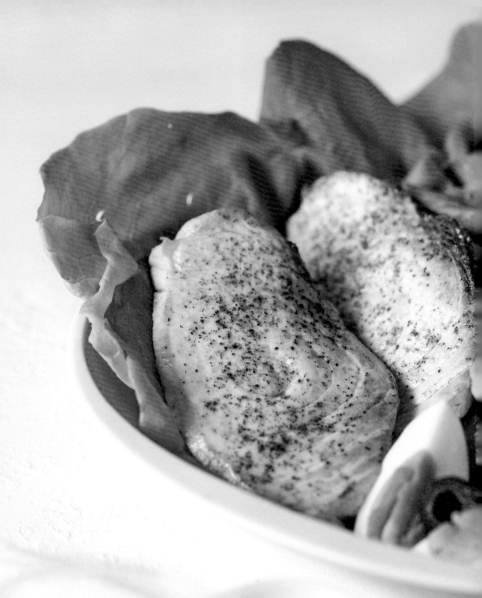

あっさりカジキマグロと香り高いオリーブ、アンチョビがマッチ!

カジキマグロのニース風サラダ

カジキマグロは比較的淡白な味。だからこそ、
コクのあるトッピングやドレッシングをかけるだけでごちそうメニューに!

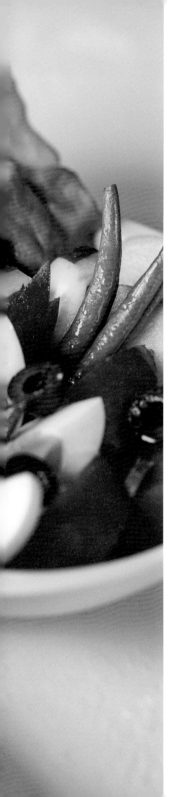

材料　○2人分

カジキマグロ	100g
さやいんげん	2本
じゃがいも(Sサイズ)	1個
トマト	1/2個
きゅうり	1/2本
茹で卵	1個
赤パプリカ	10g
サラダ菜	1束(約50g)
ブラックオリーブ(輪切り)	4粒
アンチョビ(みじん切り)	3〜4枚
塩、こしょう	各少々

【ドレッシング】

A
エクストラバージンオリーブオイル	大さじ2
白ワインビネガー	大さじ1
粒マスタード	小さじ2
塩	ひとつまみ
黒こしょう	少々

作り方

1. カジキマグロは塩、こしょうをしてフライパンで両面を焼く。さやいんげんは筋をとって茹でる。じゃがいもはひと口大に、トマトは食べやすい大きさに、きゅうりは5mm幅に、茹で卵は縦1/4にカットする。パプリカは種を取りスライスし、サラダ菜は食べやすい大きさにカットして水で洗って水気を切る。
2. ボウルにAを入れてよく混ぜる。
3. 1を器に盛り、ブラックオリーブとアンチョビをトッピングして2のドレッシングを回しかける。

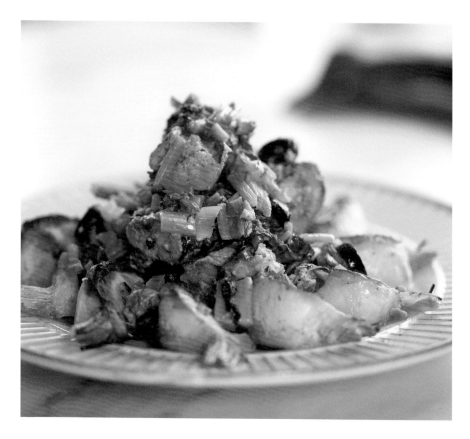

———— / *Recipe* / ————

ジューシーなかぶとサバの相性が抜群!

サバ缶の絶品デリサラダ

しっかり焼いたかぶはみずみずしく、じゅわっと口の中に広がって絶品!
サバの水煮とオリーブで味にアクセントを付けて。

材料　○2人分

かぶ	3個
かぶの葉	1個分
サバの水煮缶	1缶
ブラックオリーブ	5粒
オリーブオイル	大さじ1
塩、こしょう	各少々

作り方

1. かぶは皮を剥かずに4等分にカットし、葉は1個分を小さめのみじん切りにする。
2. フライパンにオリーブオイルを熱し、1を炒める。かぶに焼き色が付いてきたら、サバと半分にカットしたブラックオリーブ、塩、こしょうを入れて全体を絡めるようにさっと炒める。

—— / *Recipe* / ——

ボリューミーな見た目で満足度が高い！

カフェ風ササミチキン シーザーサラダ

大きなロメインレタスのシーザーサラダは、まるでレストランのメニューのよう。
でも、実はとっても簡単なのでぜひ作ってほしい！

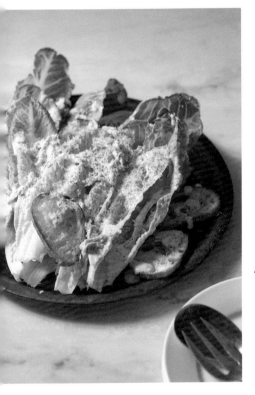

材料　○2人分

ロメインレタス（真ん中のやわらかいところを使用）	1/2束
鶏ササミ	200g
フランスパン、パルメザンチーズ	各30g
黒こしょう	少々

【ドレッシング】

A	マヨネーズ	100g
	豆乳	大さじ2
	エクストラバージンオリーブオイル	大さじ1
	レモン果汁	小さじ1
	ニンニク（すりおろし）	1片
	玉ねぎ（すりおろし）	30g
	アンチョビ（みじん切り）、パルメザンチーズ	各10g
	塩、黒こしょう	各小さじ1/3
	パルメザンチーズ（トッピング用）	適量

作り方

1. ロメインレタスは水洗いし、しっかり水気を切る。鶏ササミはゆでて裂く。フランスパンはひと口大にカットしてトーストする。

2. ボウルにAを入れてよく混ぜる。

3. 1を器に盛り2のドレッシングを回しかけ、パルメザンチーズをふりかける。

豪華なメニューも市販品で簡単!

ローストビーフと緑のサラダ

誕生日やクリスマス、人が沢山集まるときの定番、ローストビーフ。
お肉は市販のものでも、自家製ドレッシングでたちまち本格的な味わいに!

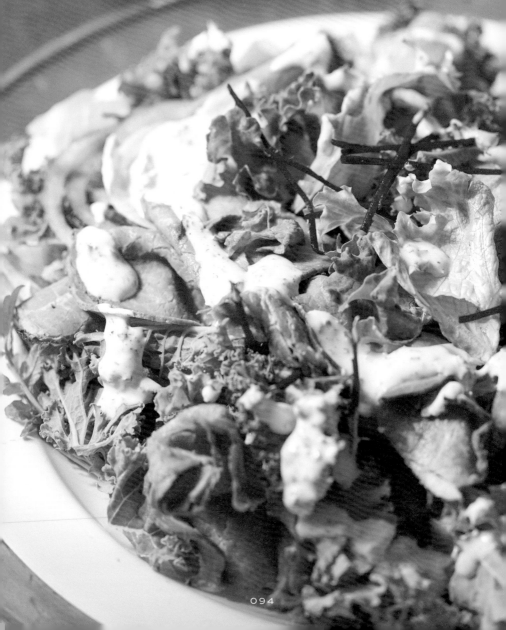

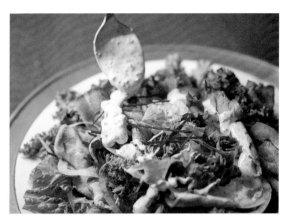

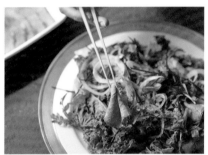

作り方

1. グリーンカール、ケール、クレソンは食べやすい大きさにカットして洗い、水気を切る。ビーツは皮を剥き千切りに、赤玉ねぎは輪切りにする。
2. ボウルにＡの材料を入れてよく混ぜる。
3. 1を器に盛り、ローストビーフを盛り付け、2のドレッシングを回しかける。

材料 ○2人分

ローストビーフ	200g
グリーンカール、ケール	各3枚
クレソン	1束
ビーツ、赤玉ねぎ	各30g

【ドレッシング】

マヨネーズ、サワークリーム	各大さじ2
レモン果汁	大さじ1
パセリ（みじん切り）	1枝
バジル（みじん切り）	1枝
万能ねぎ（小口切り）	1/3束
タラゴン（みじん切り）	3枝

A（マヨネーズ〜タラゴンをまとめる）

CHAPTER

3

————

作り置きでラクやせ!
惣菜レシピ

仕事に家事に忙しいのに、毎日サラダを作るのはしんどい!
そんな人にオススメなのが日持ちする惣菜レシピ。
メインの付け合わせにして気軽に野菜をとり入れたり、
小腹が空いたときに罪悪感なく
食べられたりしてダイエットの強い味方に。
今回は、我が家でよく登場する定番の味をご紹介します。

カレー粉と黒糖でコク深い味に!

本気の蓮根シャキシャキサラダ

蓮根のシャキッとした歯ごたえが大好きで、茹で時間を最小限に留めたら、
箸が止まらなくなりました。

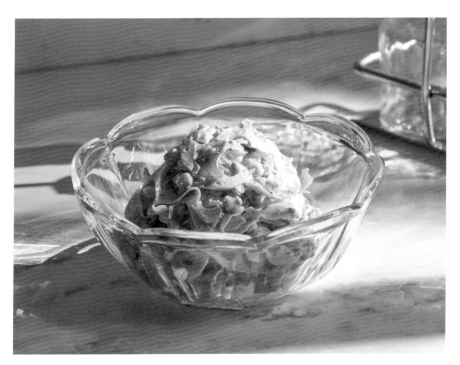

材料	○2人分

蓮根（小ぶりのものがオススメ）	130g
にんじん	30g
きゅうり	1/2本
スイートコーン	大さじ4
しょうゆ	小さじ1/2

【ドレッシング】

A ┌ マヨネーズ ───── 大さじ3
　　├ エクストラバージンオリーブオイル、
　　└ カレー粉、黒糖 ───── 各小さじ1

作り方

1. 蓮根は皮を剥き薄くスライスする。沸騰した
　 お湯に小さじ1の酢（分量外）を入れて1分ほ
　 ど茹でたら冷水に入れ、表面のヌルつきをと
　 りながら冷ましてよく水気を切る。にんじん
　 は千切りに、きゅうりは薄切りにして小さじ1
　 の塩（分量外）で塩揉みをしたら、軽く流水で
　 すすぎ、しっかりと水気を切る。

2. ボウルに**A**を入れてよく混ぜる。

3. 1とスイートコーンを2のボウルに入れて混
　 ぜ、最後にしょうゆを垂らして軽く和える。

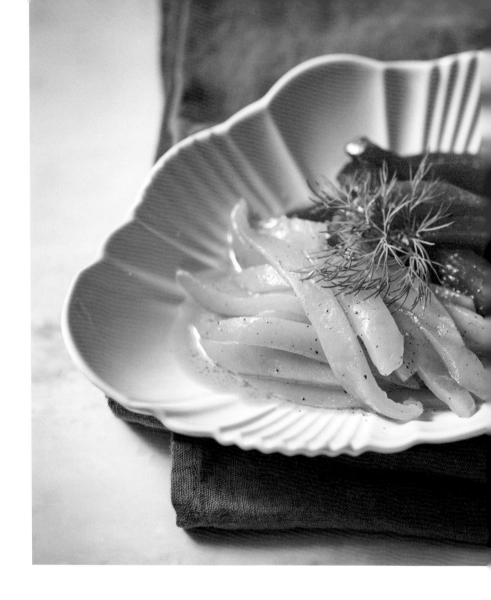

びっくり工程で甘さマシマシ!

まる焦げジューシーパプリカマリネ

皮を焼くことによってパプリカがやわらかくなり、甘さを感じやすくなる作り方。
トースターで20分ほど焼いても作れます!

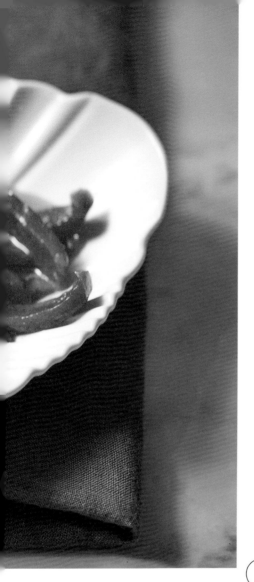

材料　○2人分

赤パプリカ、黄パプリカ ———— 各1個

【ドレッシング】

A
- エクストラバージンオリーブオイル ————————————— 大さじ2
- 白ワインビネガー ———————— 大さじ1
- 塩、こしょう ————————— 各少々

ディル（あればでOK） ————— 適量

作り方

1. 大きめのボウルに氷水を用意する。パプリカはトングなどではさんで直火でまる焦げになるまで焼く。
2. 1を氷水の中に入れて焦げた薄皮を剥き、細切りにする。
3. ボウルにAを入れてよく混ぜる。
4. 3のボウルに2を加えて和える。あればディルをそえる。

POINT

氷水に浸すと…

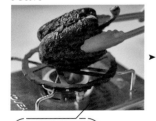

心配になるくらい
焦がしてOK！

▶

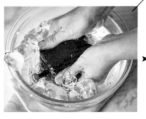

▶

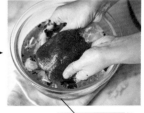

気持ちいいくらい
ツルンと剥ける！

ごろっと野菜を楽しんで!

夏野菜のひんやり 絶品マリネ

1時間ほど漬けるだけで完成するマリネは、急な来客の味方。
パスタと合わせるのが我が家の定番おうちカフェメニューです!

材料 ○2人分

赤パプリカ、黄パプリカ	各1/2個
トマト(小サイズ)	4個
きゅうり	1本

A
水	300ml
白だし	40ml
白ワインビネガー	大さじ1と1/2
きび砂糖	小さじ1と1/2
エクストラバージンオリーブオイル	小さじ2
塩	小さじ1

作り方

1. パプリカは直火かトースターで焦げ目がつくまで焼き、冷水に入れて薄皮を剝いて食べやすい大きさの細切りにする。トマトはヘタを取って十字に切れ目を入れ、沸騰したお湯に入れる。皮がめくれ上がってきたらお湯から上げ、すぐに氷水に浸けて皮を剝き、きゅうりはスティック状に切る。

2. 保存容器に1とAを入れて蓋をし、揺すりながら混ぜる（冷蔵庫で1時間冷やすと食べ頃になる）。

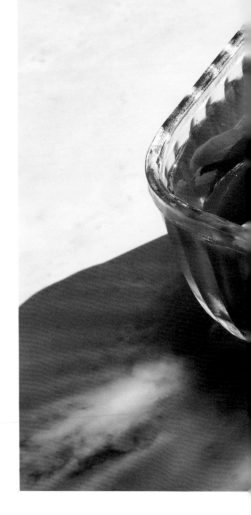

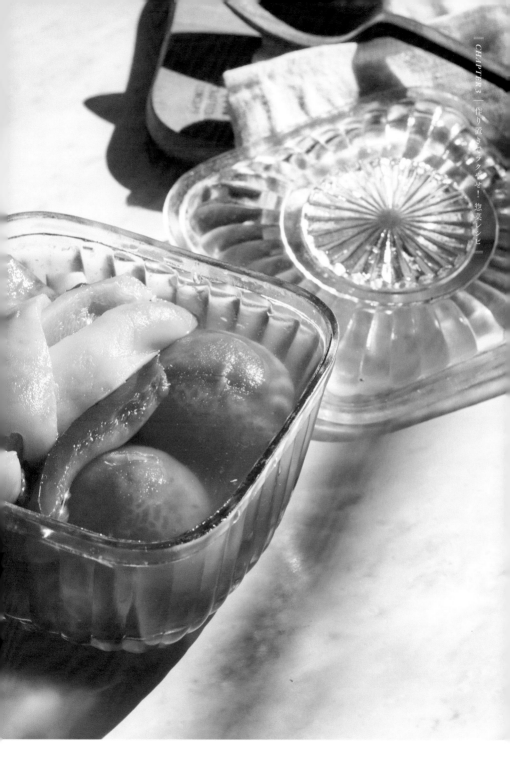

白いところまで捨てずに食べて！

おばあちゃんの味
スイカのお漬物

田舎のおばあちゃんがよく作ってくれたお漬物。
スイカの白い部分には果肉の2倍もの栄養素が含まれていて、
体の老廃物を排出する手助けをしてくれます！

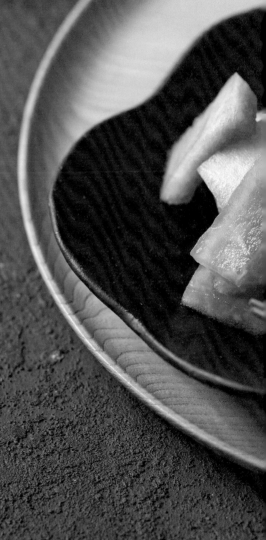

材料 ○2人分

スイカの皮（白い部分）………	400g

A 白だしを希釈したもの
（お手持ちの白だしの希釈率に合わせてください）
……… 150ml
しょうゆ……… 大さじ1
黒酢……… 大さじ2
鷹の爪（輪切り）……… 小さじ1

作り方

1. スイカの皮の白い部分を短冊切り
   にし、ポリ袋に入れて塩小さじ1/2
   （分量外）で塩揉みをする（赤い部
   分を多く残すと甘みが強くなり、
   ほぼ残さなければコリコリとした
   歯ごたえがUP）。

2. 1にAを加えてまんべんなく揉み、冷
   蔵庫で3時間ほど冷やす（1日置い
   たほうが味がしみ込んでおいしくな
   る）。

※冷蔵保存で2、3日で食べ切る。

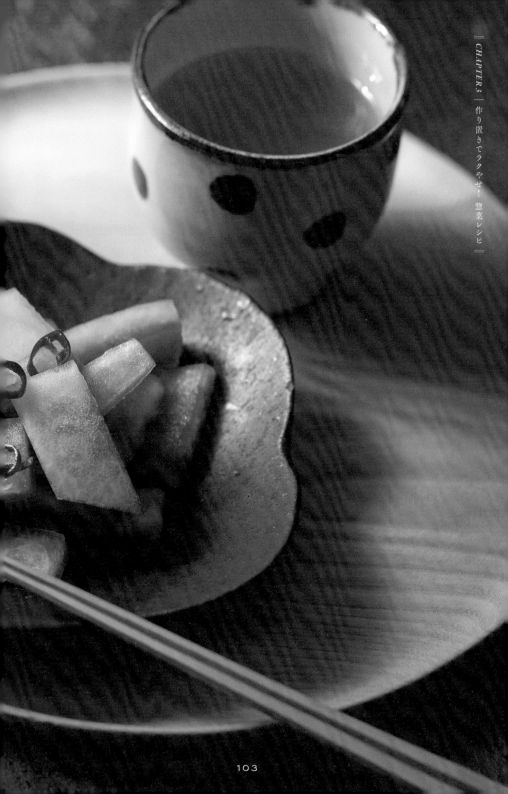

材料ひとつで華やか惣菜が完成！

紫キャベツのマリネ

主菜の付け合わせや、お弁当に入れても彩りが
キレイで重宝するレシピ。
ほどよい酸味のあっさり味付けだから、モリモリ食べられます！

材料　○2人分

紫キャベツ	1/4個

【ドレッシング】

A
米酢	大さじ3
てんさい糖（砂糖でもOK）	小さじ1
エクストラバージンオリーブオイル	大さじ2
ニンニク（すりおろし）	小さじ2

作り方

1. 紫キャベツをなるべく細い千切りにし、水で洗ってよく水気を切る。
2. ボウルに A を入れてよく混ぜ、1 を入れて和える。

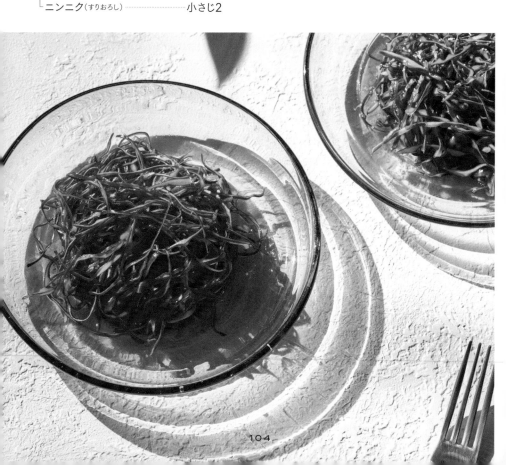

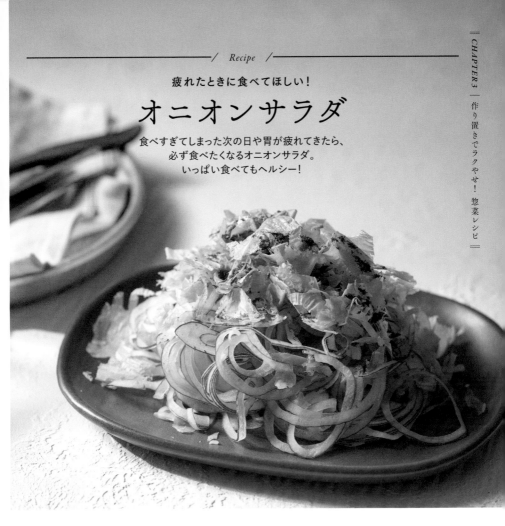

── / Recipe / ──

疲れたときに食べてほしい！

オニオンサラダ

食べすぎてしまった次の日や胃が疲れてきたら、
必ず食べたくなるオニオンサラダ。
いっぱい食べてもヘルシー！

材料　○2人分

赤玉ねぎ（Mサイズ）‥‥‥‥‥‥‥‥‥‥‥	1個
A ┌ 白だし、かつおぶし、青のり	
└ ‥‥‥‥‥‥‥‥‥‥‥‥	各大さじ1
米酢‥‥‥‥‥‥‥‥‥‥‥‥‥‥‥‥‥	大さじ2

作り方

1. 赤玉ねぎはスライスし、酢大さじ1（分量外）を入れた水に30秒ほどさらしてしっかりと水気を切る。
2. ボウルに1とAを入れてよく混ぜる。

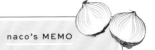

naco's MEMO

玉ねぎは疲労回復や新陳代謝の活性化を促すアリシンが豊富なので、健康維持や美肌効果が期待できます。食べ過ぎると腸内細菌をやっつけてしまい、胃を荒らしてしまうので注意して！

バケツいっぱい食べたくなる！

アボポテサラダ

ビタミンA、C、Eを豊富に含むパセリと美容効果が期待できる
アボカドの最強の組み合わせ。
毎日でも食べたいサラダです！

材料 ○2人分

じゃがいも(Sサイズ)	2個
アボカド	1個
パセリ	1枝
米酢	小さじ2
塩、こしょう	各少々
マヨネーズ	大さじ3
アーモンド	5粒

作り方

1. じゃがいもを耐熱容器に入れ、600wの電子レンジで6分加熱したら、皮を剝いて容器の中で潰す。パセリは茎の部分からみじん切りにする。

2. 1のじゃがいもを冷ましたら、米酢と塩、こしょうを入れてよくなじませ、アボカドとパセリを加える。

3. 2にマヨネーズを加えてしっかりと和えてから器に盛り、刻んだアーモンドをトッピングする。

POINT

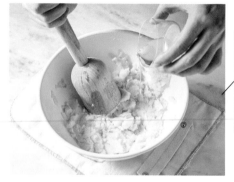

じゃがいもをしっかり冷ましてから酢を入れて

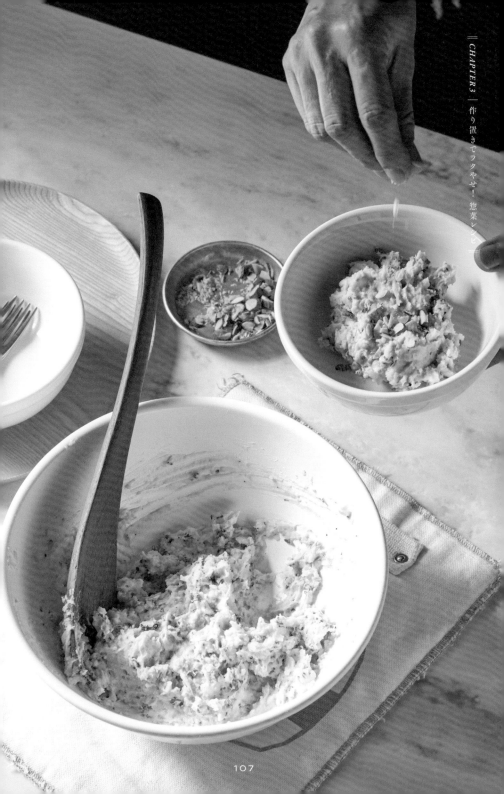

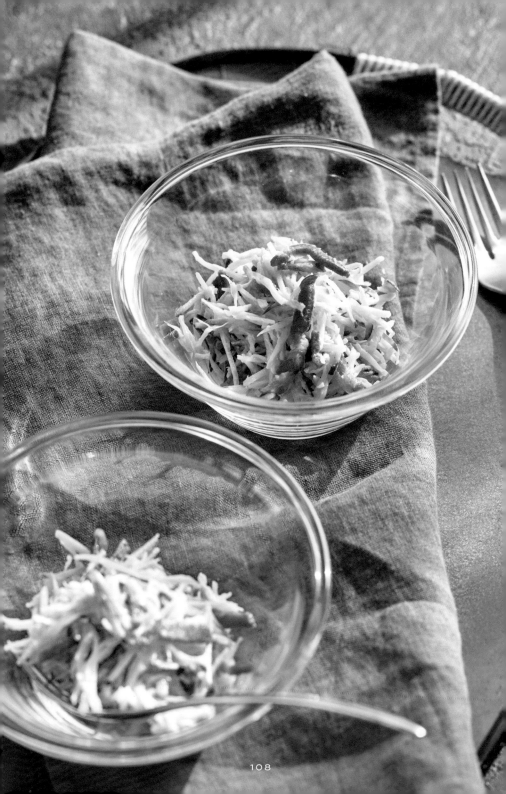

—— / *Recipe* / ——

セロリ嫌いの息子をセロリ好きにさせた！

気持ちが和らぐセロリサラダ

セロリには、精神を落ち着かせる沈静効果が期待できる栄養素が含有。
ホッとひと息つきたいときは、セロリの葉のスープとともに丸ごとセロリを味わって。

材料 ○2人分

セロリ	2本(約200g)
きゅうり	1本
ベーコン	30g

【ドレッシング】

A	マヨネーズ、米酢	各大さじ1
	てんさい糖(砂糖でもOK)	小さじ1/2
	塩、こしょう	各少々

作り方

1. セロリ、きゅうりは千切りにする。ベーコンは細切りにし、フライパンでカリカリになるまで焼く（油はひかない）。
2. ボウルにAを入れてよく混ぜる。
3. 2のボウルに1を入れてよく和える。

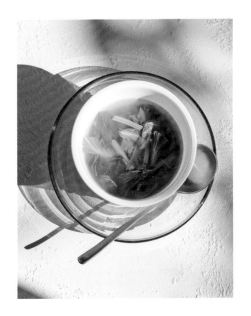

ほっとひと息♪ セロリの葉のスープ

作り方

セロリの葉を細切りにし、お湯300ml で5分ほど茹でる。火が通ったら鶏ガラスープの素小さじ1、塩、こしょう各少々で味を調える。

鮮やかな彩りで見た目も楽しめる♪

キュートな
ラディッシュのサラダ

箸休めのはずがメインになるほどおいしいサラダ。
ラディッシュ特有の苦味も、かぶと合わせることでサラッとした苦味に変化します。

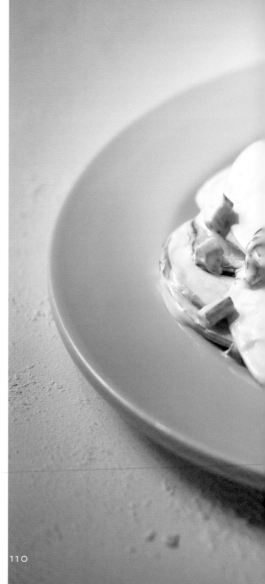

材料　○2人分

ラディッシュ（大きめサイズ）	3個
かぶ（中サイズ）	1個
かぶの葉、カイワレ大根	各少々

【ドレッシング】

A		
	マヨネーズ	大さじ2
	アップルサイダービネガー	大さじ1と1/2
	パルメザンチーズ	小さじ2
	蜂蜜、塩	各小さじ1
	黒こしょう	少々

作り方

1. ラディッシュ、かぶはスライスし、かぶの葉は細かく切り、カイワレ大根は根元を切ってさっと氷水にさらしてよく水気を切る。

2. 大きめのボウルにカイワレ大根以外の1とAを入れてよく和えて器に盛り、カイワレ大根をそえる。

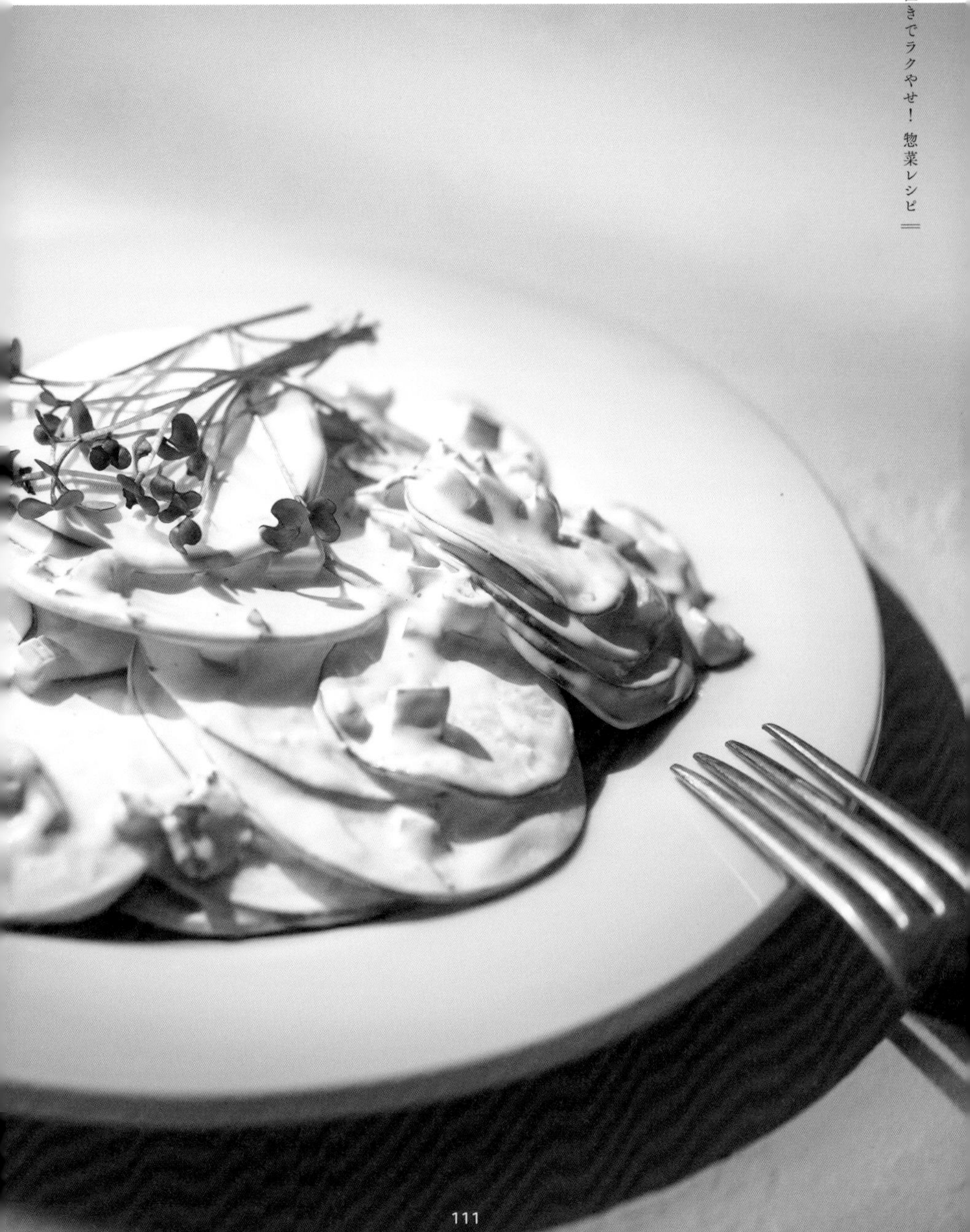

一度食べたらクセになる！

四角豆の白和えサラダ

四角豆は温かい地域が原産の野菜で、ほんのり苦味のあるさっぱりとした
味わいが特徴。一度食べたらやみつきになりますよ！

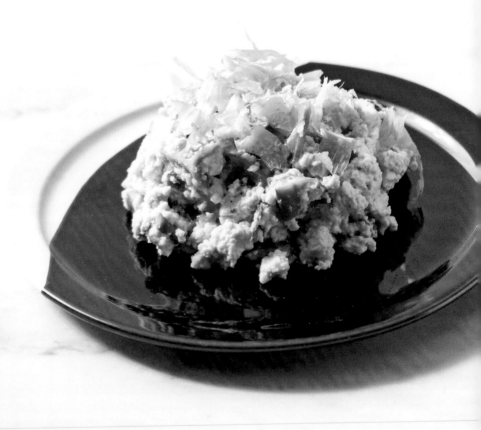

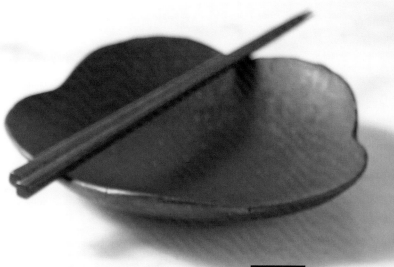

材料 ○2人分

四角豆	5本
木綿豆腐	150g
蜂蜜漬け梅（甘めがおいしい）	1個
ごま油	小さじ1
かつおぶし	少々
A ┌ 白味噌	大さじ1
└ しょうゆ	小さじ1

作り方

1. 沸騰したお湯に塩小さじ1（分量外）を入れて四角豆を1分ほど茹でる。すぐに氷水で冷やし、1cm幅にカットする。蜂蜜漬け梅は種を出して包丁で軽く叩く。
2. 水切りした木綿豆腐をボウルに入れ、Aを入れて混ぜる。
3. 2のボウルに1とごま油を入れて軽く混ぜて器に盛り、かつおぶしをそえる。

naco's MEMO

あまり知られていない四角豆ですが、特徴的なのは食感だけではありません。実は抗酸化作用が強いβ-カロテンやビタミンB、Kが豊富な優秀食材。旬は9月から10月です。

113

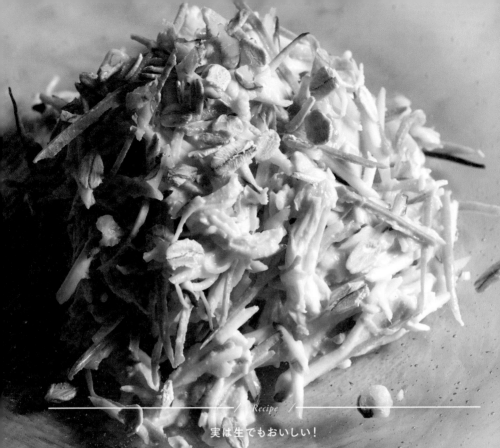

Recipe

実は生でもおいしい！

本気のズッキーニラペ

ズッキーニとにんじんを合わせたラペにオートミールを加えて、
腹持ちよくボリューミーなサラダに！ 満足度が高い逸品です。

材料 ○2人分

ズッキーニ	1/2本
にんじん(Sサイズ)	1本
鶏ササミ	2本(約120g)
オートミール	大さじ1
【ドレッシング】	
A マヨネーズ、米酢、エクストラバージンオリーブオイル	各大さじ2
クミンシード	ひとつまみ
塩	小さじ1/4
こしょう、粉チーズ	各少々

作り方

1. ズッキーニは千切りにして塩小さじ1/2（分量外）で塩揉みをし、サッと水ですすいでよく水気を切る。にんじんは千切りにする。鶏ササミは茹でて裂く。

2. ボウルに1とA、オートミールを入れてよく和える。

お正月以外も食べてほしい!

絶品なます

お正月にしか食べることがないなますをもっと身近に、
いつでも食べられるようにと、あっさりとした味付けにしました!

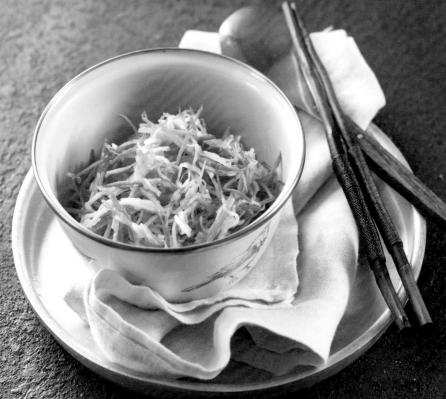

材料	2人分

大根、にんじん ……… 各10cm分（合わせて約150g）
レモン果汁 ……………… 少々
A 酢 ……………………… 大さじ2
てんさい糖（砂糖でもOK） … 小さじ1

作り方

1. 大根とにんじんを千切りにして、よく水気を切る。

2. ボウルに1とAを入れてよく和え、仕上げにレモン汁を回しかける（3時間〜1日冷蔵庫で冷やすと食べ頃に）。

115

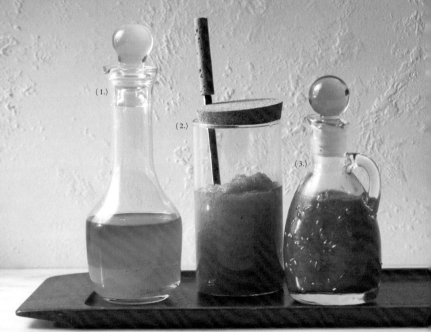

サラダがもっとおいしくなる！
手作りドレッシング

野菜を食べるときに欠かせないドレッシング。毎日食べたいけど
同じ味だと飽きるし、市販品は塩分が多め…。
それなら作ってしまえばいいじゃない！
ということで作ってみたら、思った以上に簡単で、しかもおいしい。
今回はとっておきの3種のドレッシングをご紹介します。

(1.)

(2.)

(3.)

さっぱりしていてどんな野菜とも相性抜群！
1. レモンドレッシング

材料 ○作りやすい分量

エクストラバージンオリーブオイル
............................100ml

レモン果汁............................50ml

塩............................小さじ1/2

こしょう............................少々

作り方

材料をすべてミキサーにかけて撹拌
する（ミキサーがない人はボウルに
入れてよく混ぜる）。

116

すりおろしにんじんの食感を味わって!

2. にんじんドレッシング

材料 ○作りやすい分量

にんじん、りんご	各1/2個
玉ねぎ	1/8個
ニンニク	1片
米酢	50ml
エクストラバージンオリーブオイル	100ml
塩	小さじ1/2
こしょう	少々

作り方

1. にんじん、りんご、玉ねぎ、ニンニクをすべてすりおろす。

2. 1と米酢、エクストラバージンオリーブオイル、塩、こしょうをミキサーにかけて攪拌する（ミキサーがなければボウルに入れでよく混ぜる）。

ビーツの色がキュートで食卓が華やぐ!

3. ビーツドレッシング

材料 ○作りやすい分量

ビーツの缶詰	1/2缶（約200g）
エクストラバージンオリーブオイル	100ml
白ワインビネガー	50ml
塩、こしょう	各少々

作り方

材料をすべてミキサーにかけて攪拌する（ミキサーがなければビーツをすりおろし、すべての材料をボウルに入れてよく混ぜる）。

※ 冷蔵保存で4日以内に食べ切ってください。

CHAPTER
4

メイン、スープ、鍋 etc.
サラダ以外で
野菜を楽しむレシピ

ここからは、献立のメインのひと皿やスープ、鍋料理など、
野菜を楽しむための主役級レシピをご紹介！
ダイエット中に食べたくなるけれど、ちょっぴり罪悪感がつきまとう
お好み焼きをヘルシーにアレンジしたものや、
野菜をパスタに見立てたサラダなど、自信作が
多数登場するので、もうガマンする必要はありません！

野菜がたっぷりとれる！

太れない絶品生春巻き

口いっぱいに頬張れて満足度が高い生春巻きは、ダイエットの味方！
好きな野菜と高タンパク食材を組み合わせてみて。

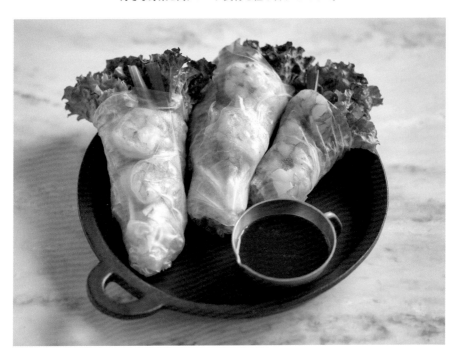

材料 ○3本分

サニーレタス	3枚
ニラ	15g
むきエビ	6尾
鶏むね肉	45g
ライスペーパー	3枚

【つけダレ】

スイートチリソース	大さじ2

作り方

1. サニーレタスは洗ってしっかり水気を切る。むきエビは茹でて、鶏むね肉は茹でて裂く。ニラは5cmくらいの長さにカットしておく。

2. 水で戻したライスペーパーをまな板の上に置き、その上にエビ、ニラ、サニーレタス、鶏むね肉の順にのせていく（サニーレタスと鶏むね肉はライスペーパーの真ん中より少し下に置くと巻きやすい）。具が落ちないように葉先と反対側を折って、袋状にし、端からくるくると手早く巻いて器に盛り、スイートチリソースをそえる。

グルテンフリーでヘルシー！

ソースがおいしい
白菜のHOTサラダ

大胆に蒸し焼きにした白菜の上に、グルテンフリーの
濃厚なホワイトクリームソースをかけて召し上がれ！

材料　○2人分

白菜(SSサイズ)	1/2個(約300g)
オリーブオイル	大さじ1
水	100ml
【ソース】	
無調整豆乳(または牛乳)	大さじ4
粉チーズ	大さじ1
鶏ガラスープの素	小さじ1/2
A　水	50ml
ツナ缶	1缶(約70g)
スイートコーン	60g
バター	10g
塩、こしょう	各少々

作り方

1. 白菜は洗って水気を切り、たてに2等分する。

2. フライパンにオリーブオイルを熱し、白菜を両面に焦げ目がつくまで焼く。焼き色がついたら水を入れ、蓋をして芯がやわらかくなるまで火を通す（水分が足りなくなったら少量ずつ水を追加する）。

3. 別のフライパンにAを入れて熱する。とろっとしてきたら塩、こしょうで味を調える。

4. 2を器に盛り、上から3のソースをかける。

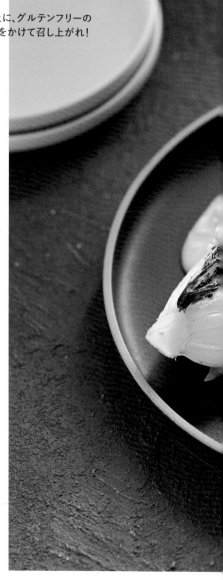

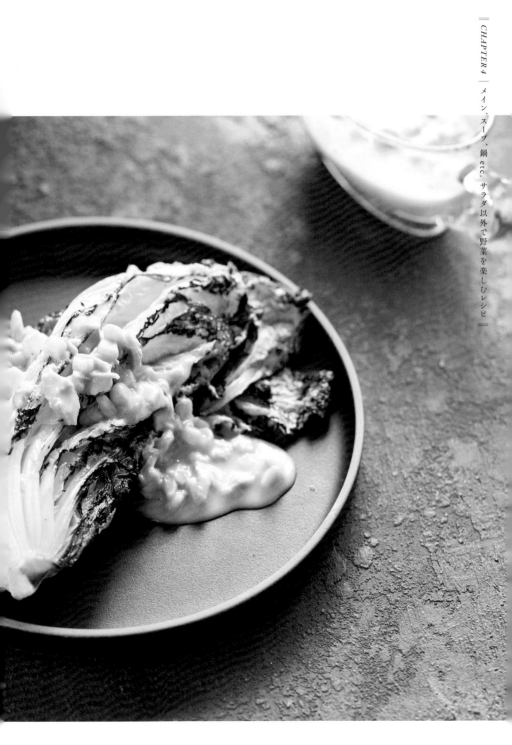

ニンニクのパンチが効いてる！

海鮮仕立てのケールの炒め物

青汁でおなじみのケールは、海外セレブに人気のスーパーフード。
シーフードミックスでタンパク質も摂れます。

材料 ○2人分

シーフードミックス	150g
ケール	5枚
トレビスの葉	4枚
ニンニク(すりおろし)	1片
塩、こしょう	各少々
オリーブオイル	大さじ2

作り方

1. ケールは手で食べやすい大きさにちぎる。トレビスの葉は食べやすい大きさにカットする。

2. フライパンにオリーブオイルを熱し、ニンニクを入れて香りが立ったらシーフードミックスを入れて炒める。シーフードが色付いてきたら1を入れ、塩、こしょうで味付けをする。

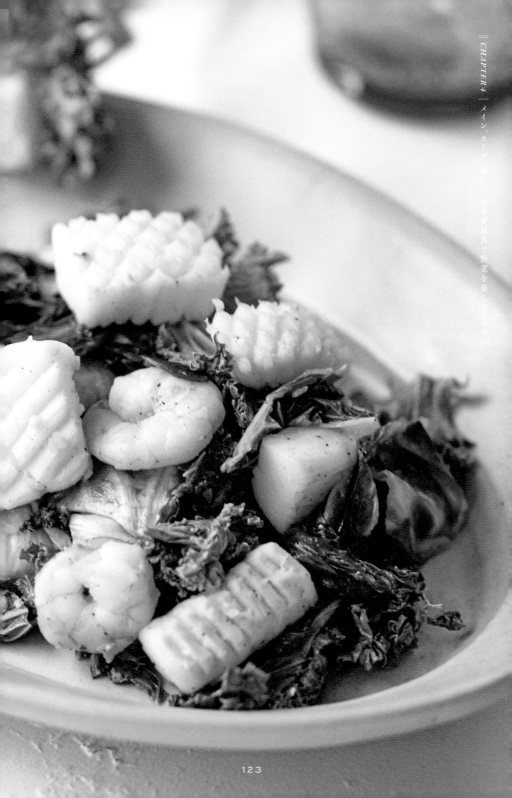

火を使わない!

まるでパスタなズッキーニサラダ

ダイエット中にどうしてもパスタが食べたくなったら作ってほしいパスタ風サラダ。
ソースをどろっとさせているから食べごたえも◎。

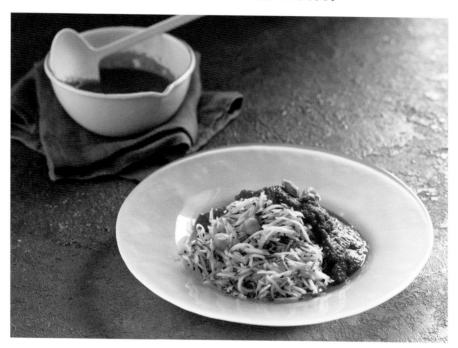

材料　○2人分

ズッキーニ…1本　　ひよこ豆…大さじ3

【ソース】

A
┌カットトマト…………………1/2パック（約200g）
│赤パプリカ…………………1/2個
│ニンニク(すりおろし)…………小さじ1と1/2
│塩……………………………小さじ1/2
│こしょう……………………少々
│エクストラバージンオリーブオイル
│　　　　　　　　　　　　　大さじ1
│トマトペースト……………50g
└バジルの葉…………………3枚

作り方

1. ズッキーニは千切りにし、塩（分量外）少々をふって10分ほど置き、出てきた水気を切る。水切りしたひよこ豆と混ぜておく。

2. フードプロセッサーにAを入れて攪拌する。

3. 1を器に盛り、2のソースをかける（5分以上置くと水分が出てくるのでなるべく早めに食べるのがオススメ）。

―― / *Recipe* / ――

市販品でパパッとできちゃう！

リピート確定　豆乳サラダうどん

流水麺やカット野菜、サラダチキンで超ズボラにできるのがうれしい！
野菜もたっぷり摂れます。

材料　○2人分

流水麺………1袋　　【つゆ】
カットレタス……1袋　┌無調整豆乳…300ml
ミニトマト………8個　Ａ│めんつゆ………100ml
サラダチキン…70g　└ラー油…………少々
スイートコーン…1缶（約100g）

作り方

1. 流水麺はさっと水で洗ってほぐす。サラダチキンは手で裂く。ミニトマトは半分にカットする。
2. 器に1とカットレタス、スイートコーンを盛る。
3. ボウルにＡを入れてよく混ぜ、2に回しかける。

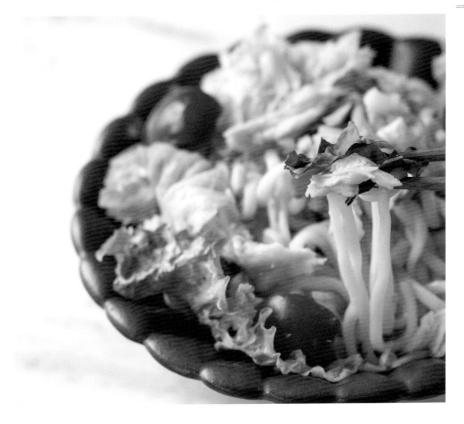

ライスペーパーでヘルシー！ 罪悪感なし!!

絶品お好み焼き

ライスペーパーを使うことでつなぎを最小限にしたお好み焼き。
キャベツを山盛りに使っているのでダイエット中も安心です。

材料 ○2人分

ライスペーパー	1枚
キャベツ	300g
卵	1個
豚バラ薄切り肉	4枚
植物油	小さじ2
ソース、マヨネーズ、 かつおぶし、青のり、紅生姜	各少々

【だし液】

A		
	米粉	大さじ2
	水	大さじ4
	粉末だし	小さじ1
	塩	小さじ1/2

作り方

1. キャベツは干切りにし、よく洗って しっかりと水気を切る。

2. フライパンに植物油を入れ、ライス ペーパーを置いて火にかける。時間 を置かず、その上にキャベツをこん もりとのせ、紅生姜を散らす。キャベ ツにくぼみを作ったら卵を割り入 れ、黄身を箸で割る。

3. ボウルに **A** を入れてよく混ぜ、2に回 しかける。さらにその上に豚肉を並 べ、3分ほど焼いたらひっくり返して 反対の面も同じように焼く。

4. もう一度ひっくり返して3分焼いた ら皿に盛り、ソース、マヨネーズをか け、かつおぶし、青のりをふりかける。

POINT

ライスペーパーを入れたら
サッとキャベツをのせて

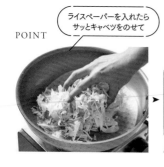

卵を割って
キャベツとなじませる

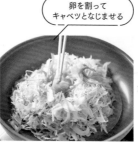

米粉のだし液を
回しかける

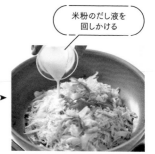

126

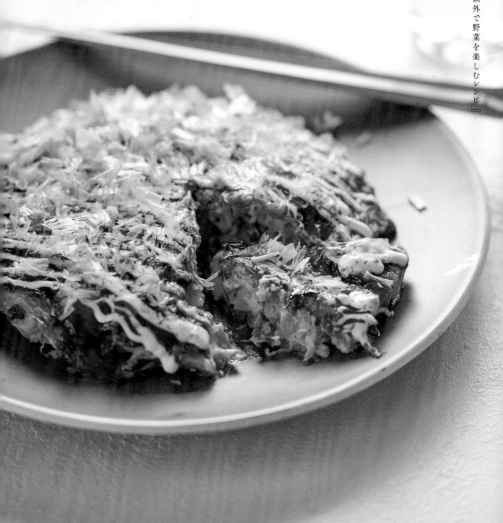

naco's MEMO

一般的なお好み焼きは小麦を使用しますが、今回はライスペーパーと米粉を使っただし液でグルテンフリー、低糖質を実現。キャベツもたっぷり入れているので食物繊維も豊富です！

ヘルシーなクリーミーソースがたまらない♡

グルテンフリーおじゃガレット

じゃがいも生地のつなぎには、小麦粉ではなくチーズを使用。
カレーパウダーとクリーミーソースがクセになります。

材料　○2人分

じゃがいも(Mサイズ)	5個
ピザ用チーズ	70g
粉チーズ	30g
オリーブオイル	適量

【まぶし粉】

	カレー粉	大さじ1
	クミンシード、ニンニクパウダー	各小さじ1
A	顆粒コンソメ	小さじ2
	塩	ひとつまみ

【クリーミーソース】

	サワークリーム	90g
	乾燥パセリ(あればでOK)	適量
	無調整豆乳	20g
B	ニンニク(すりおろし)	1片
	蜂蜜	小さじ1
	塩、こしょう	各少々

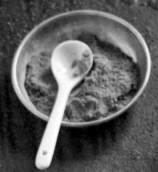

作り方

1. じゃがいもはよく洗って千切りにする。ボウルにAを入れて、まぶし粉を作る。
2. 別の大きめのボウルに1とピザ用チーズ、粉チーズを入れてよく混ぜる（まぶし粉は後でかける分を少し残しておく）。
3. フライパンにオリーブオイルを熱し、2のじゃがいも生地を焼いていく（このとき、フライ返しや皿の裏で平らに潰すと丸い形が作りやすい）。焦げ目が付いたらひっくり返し、反対の面も焼く。その後もう一回ひっくり返して両面がカリッとするまで焼く。
4. 耐熱容器にBを入れて300wの電子レンジで2分加熱する。その後サワークリームを加えてよく混ぜる。あれば乾燥パセリをふりかける。
5. 3を器に並べ、残りのまぶし粉をふりかけて4をそえる。

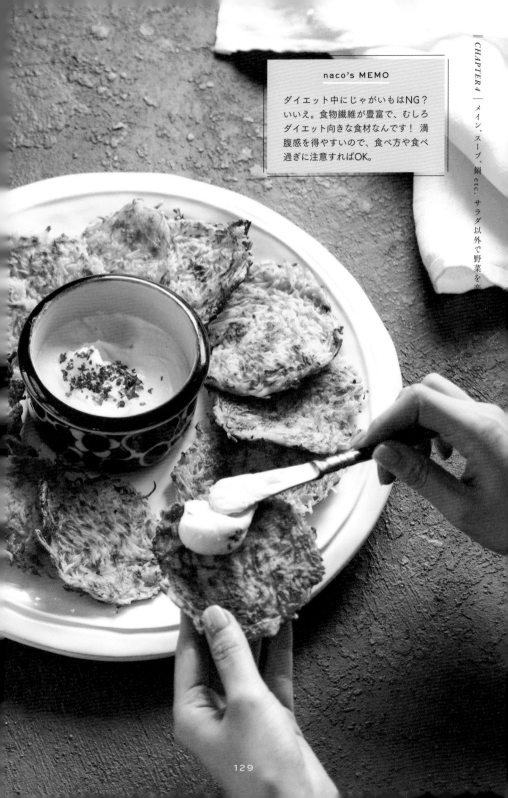

naco's MEMO

ダイエット中にじゃがいもはNG？
いいえ。食物繊維が豊富で、むしろ
ダイエット向きな食材なんです！ 満
腹感を得やすいので、食べ方や食べ
過ぎに注意すればOK。

じゃがいもの甘みを感じられる

本気のハッセルバックポテト

腹持ちのいいじゃがいもを味わうレシピ。
1つ前で紹介したおじゃガレットのクリーミーソースを付けても絶品!

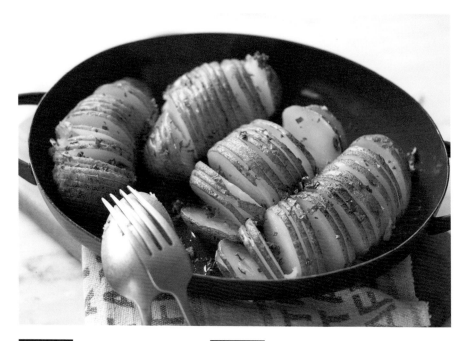

材料　○2人分

じゃがいも(Sサイズ)	4個
有塩バター	20g
塩	少々
粉末パセリ	大さじ1

作り方

1. じゃがいもは細かく切り込みを入れる(下まで完全に切らないようにするのがオススメ)。切れ目を下にしてボウルに溜めた水に5分ほどさらしてデンプンを落とす。

2. 軽く水気を切った1を耐熱容器に入れてラップをし、500wの電子レンジで4分加熱する(串がすっと入るやわらかさになるまでが目安)。

3. 切れ目にバターを入れ、170度に予熱したオーブンで焼き色が付くまで15分ほど焼く。焼き色が付いたら塩をふり、パセリをかける。

—— / *Recipe* / ——

濃厚な食べるスープ

真っ赤なサルモレホ風トマトスープ

サルモレホとは、スペインの家庭料理。
トマトのリコピンとオリーブオイルのオレイン酸などでビタミンA、Eが豊富に摂れます。

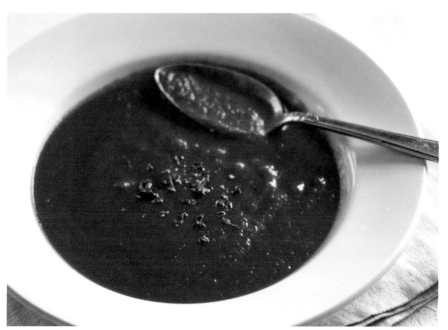

| 材料 | ○2人分 |

玉ねぎ	1/2個
セロリ	15cm
ニンニク	1片
オリーブオイル	大さじ1
カットトマト	1パック
野菜だしの素(コンソメ顆粒でもOK)	大さじ1
水	400ml
トマトペースト	20g
塩、こしょう	各少々
エクストラバージンオリーブオイル	10ml
お好みでパセリのみじん切り	適量

| 作り方 |

1. 鍋にオリーブオイルを入れ、ざく切りにした玉ねぎ、セロリ、ニンニクをしんなりするまで炒める。カットトマト、野菜だしの素、水を鍋に入れたら、具材が完全にやわらかくなるまで煮込む。

2. 具材がやわらかくなったら鍋にハンドブレンダーを入れ、滑らかになるまで撹拌する。一度火を止めて、トマトペースト、塩、こしょうを入れてもう一度ブレンダーで撹拌する。

3. 再び火をつけて5分ほど温めたら器に盛り、エクストラバージンオリーブオイルを回し入れて、お好みでパセリをふりかける。

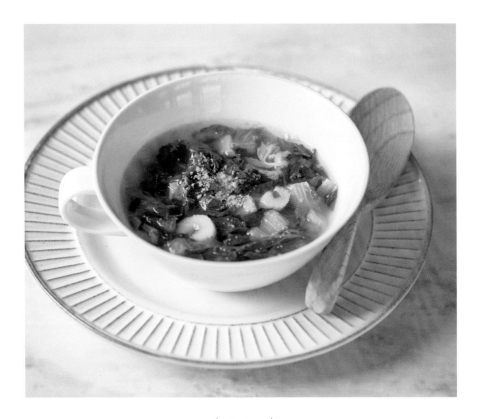

シャキシャキ食感のロメインレタスが美味!

五臓六腑にしみ渡る
ロメインレタスのスープ

繊維がぎゅっと詰まった噛みごたえのあるロメインレタスは
スープにとても向いている葉物野菜なんです!

材料 ○2人分

ロメインレタス	200g
セロリ（葉ごと使用）	10cm
水	400ml
コンソメ顆粒	大さじ1
ニンニク（すりおろし）、塩	各小さじ1/2
こしょう	少々
白すりごま	大さじ1

作り方

1. ロメインレタスとセロリは千切りにする。
2. 水とコンソメ顆粒を鍋に入れ、沸騰したら1を入れてひと煮立たちさせる。ニンニク、塩、こしょうを入れて軽くかき混ぜてから器に盛り、白すりごまをふる。

—— / *Recipe* / ——

鍋に材料を入れるだけ！

節約満足お鍋

育ち盛りの息子と同じ時間に帰宅してしまったときに作る鍋。
手抜きではなく、一刻も早くお腹を満たしてあげたいという、愛情お鍋です。

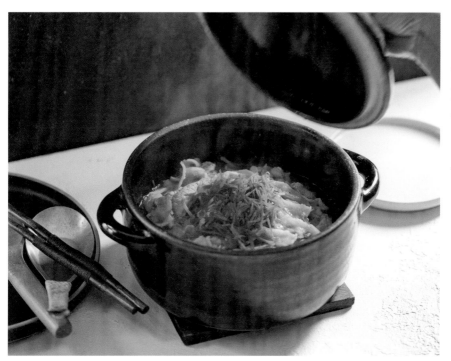

材料　○2人分

もやし	2袋
豚薄切り肉	300g
にんじん	1/2本

【タレ】

A ┌ しょうゆ	大さじ3
みりん、米酢	各大さじ2
レモン果汁	大さじ1
塩	ひとつまみ
└ ごまだれ	少々

作り方

1. もやしはサッと洗う。にんじんは千切りにする。
2. 深めの鍋にもやし、にんじん、豚肉の順に交互に重ねる。
3. Aをボウルに入れてよく混ぜ、2に回しかける。
4. 蓋をして豚肉に火が通るまで8分ほど火にかける。

気づけば野菜がなくなる!?

レタス1玉消える鍋

耐熱容器にタレを入れて具材と一緒に蒸すと、時短になって大助かり。
我が家の食べ盛りも大満足!

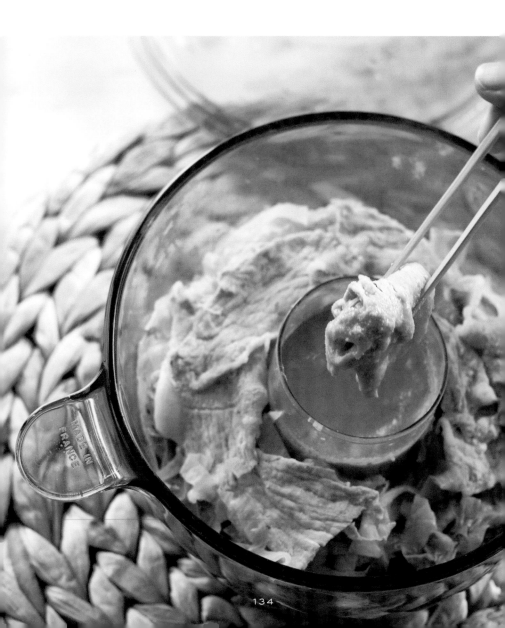

naco's MEMO

レタスはビタミンとミネラルが豊富で免疫機能や細胞の健康維持に効果的。約90%が水分なので、体内の水分量を保つ効果も！量が減って食べやすくなるお鍋で積極的に摂取しましょう。

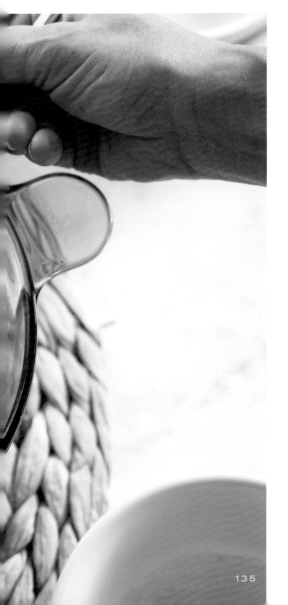

材料　○2人分

レタス	1玉
豚肉（しゃぶしゃぶ用）	300g
水	100ml

【ごまだれ】

A		
	水、酒	各大さじ2
	みりん	大さじ1
	しょうゆ	小さじ1
	粉末だし	2g
	白ねりごま	大さじ1と1/2
	米酢	小さじ2
	白すりごま	小さじ1

作り方

1. 耐熱容器にAを入れてよく混ぜる。レタスは千切りにしてよく洗い水気を切る。

2. 鍋の中央に1の耐熱容器を置き、その外側にレタスと豚肉を半分ずつ交互に入れて層を作る。水を入れて蓋をし、6分ほど火にかける。肉に火が通ったらごまだれをつけながら食べる。

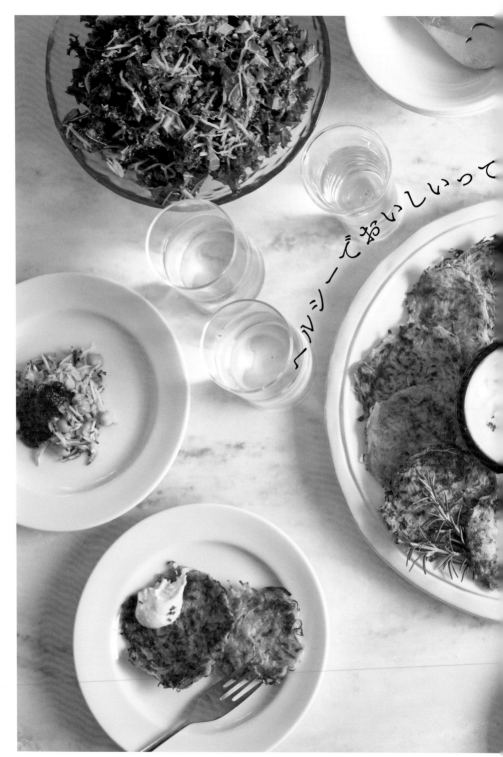

ヘルシーでおいしいって

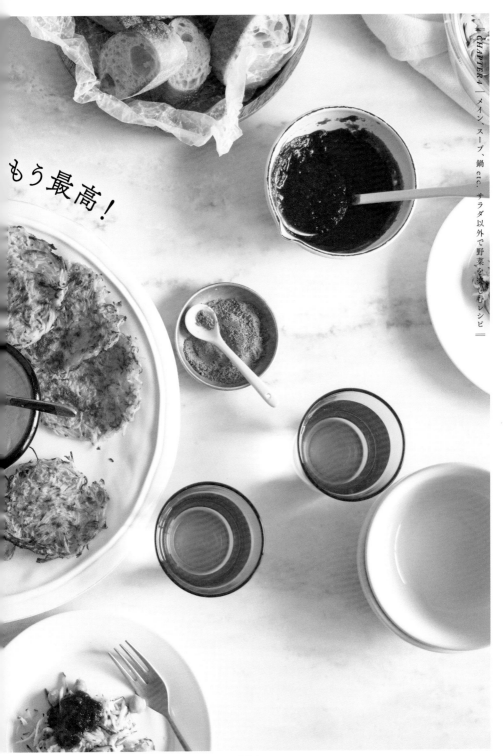

もう最高！

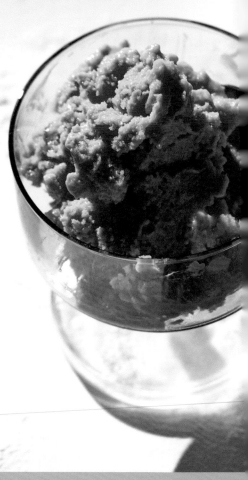

ダイエット中でも甘いものが食べたい！

絶品お手軽野菜スイーツ

ダイエット中に甘いものはNG？ でもそんなにガマンしてたらツラいだけ！
そこで、罪悪感なく食べられるような、野菜を使ったスイーツをご紹介。
甘いもの欲はちゃんと満たされるけど、
カロリーは低いからたまのご褒美に最高です♪

トマトココナッツアイス

材料　○作りやすい分量

トマト	2個
トマトペースト	大さじ2
A ┌ ココナッツミルク	100ml
├ ココナッツクリーム	50g
├ 卵	1個
└ てんさい糖（砂糖でもOK）	30g

作り方

1. トマトを湯剥きし、種を取り除いてミキサーで攪拌してペースト状にする。

2. 鍋にAを入れてホイッパーでよく混ぜたあと、火にかける。てんさい糖が溶けたら、一度火からおろして粗熱を取る。

3. 2に1とトマトペーストを入れてよく混ぜ、冷凍保存袋に入れて4時間冷凍庫で凍らせる。その後一度取り出し、袋ごとよく揉みほぐしてもう一度冷凍庫で冷やす。固まったら2度目の揉みほぐしをする（もう一度この工程をくり返すと更になめらかになる）。

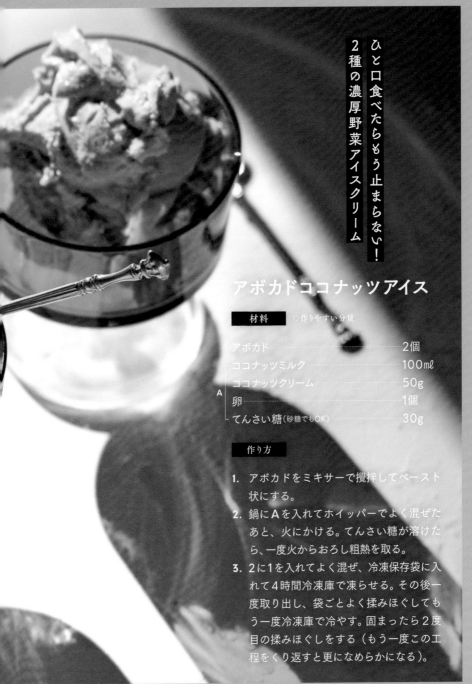

ひと口食べたらもう止まらない！
2種の濃厚野菜アイスクリーム

アボカドココナッツアイス

材料 ○作りやすい分量

	アボカド	2個
	ココナッツミルク	100㎖
A	ココナッツクリーム	50g
	卵	1個
	てんさい糖(砂糖でもOK)	30g

作り方

1. アボカドをミキサーで攪拌してペースト状にする。
2. 鍋にAを入れてホイッパーでよく混ぜたあと、火にかける。てんさい糖が溶けたら、一度火からおろし粗熱を取る。
3. 2に1を入れてよく混ぜ、冷凍保存袋に入れて4時間冷凍庫で凍らせる。その後一度取り出し、袋ごとよく揉みほぐしてもう一度冷凍庫で冷やす。固まったら2度目の揉みほぐしをする（もう一度この工程をくり返すと更になめらかになる）。

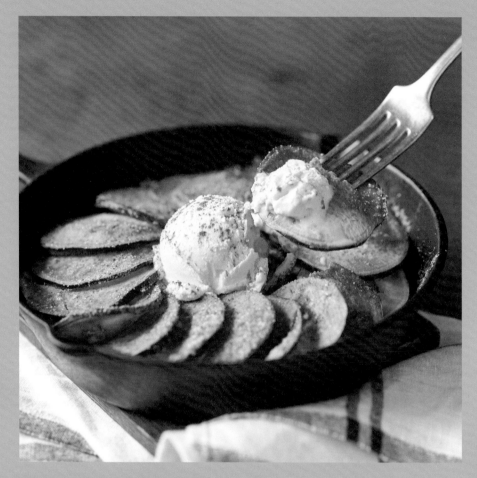

さつまいも1本でおもてなしデザートが完成！

さつま芋丸ごとキャラメリゼ

材料 ○作りやすい分量

さつま芋	1本
黒糖（2.で使用）	50g
水	50ml
黒糖（3.で使用）	10g
お好みでバニラアイス、シナモン	各適量

作り方

1. さつまいもをよく洗って薄切りにして茹でる（やわらか過ぎない程度）。茹で上がったら、水気を切る。
2. 鍋に黒糖50gと水を入れて焦がさないように煮詰め、シロップを作る。
3. 耐熱皿に1を並べ、2を回しかけ、さらに全体に黒糖10gをふりかける。
4. 180度に予熱したオーブンで15分焼き、お好みでアイスをのせてシナモンをふる。

かぼちゃのもったりとした甘さとココナッツの香りがベストマッチ！

かぼちゃのホットぜんざい

材料 ○作りやすい分量

A {
かぼちゃペースト……200g
ココナッツミルク……150ml
水……200ml
ココナッツシュガー……大さじ2
塩……ひとつまみ
}

粒あん……20g
お好みで
冷凍白玉……2個

作り方

1. Aを鍋に入れて、煮詰める。
2. 1をハンドブレンダーにかけて器に盛り、粒あんとお好みで解凍した白玉をトッピングする。

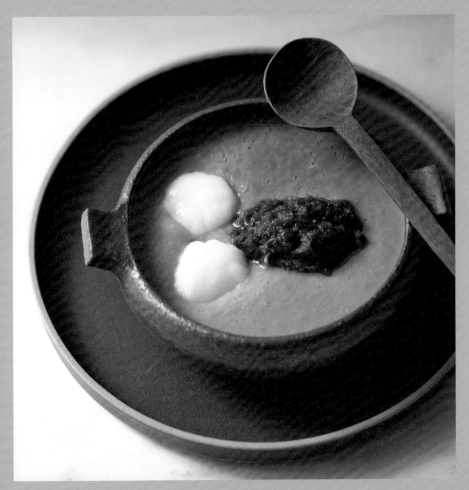

EPILOGUE

| おわりに |

まずは本書を最後までご覧いただき、ありがとうございます。

楽しく食べてやせられる、
そんな彩り豊かなサラダの魅力をSNSで発信したところ、
沢山の方に見ていただけるようになりました。

フォロワーさんからは
「八百屋さんに行くのが楽しくなった」
「料理をするのが楽しくなった」
「食卓にサラダが増えて家族が喜んでいる」
「子どもが野菜に興味を持つようになった」
そんな言葉をよくいただきます。

**おいしくて、捨てる所がない、
まるっと楽しめる野菜の魅力**を伝えたい。
野菜を通して**新しい自分を発見して、
体の変化を感じて**ほしい。
そう思っていたときに、書籍化のお話をいただきました。

この本では、毎日続ける本格的なダイエットとしてはもちろん、

少し体をいたわりたいときや、ちょっと食べすぎたときに、

「おいしそうだから作ってみよう」、

そんなふうに気軽に作れる

ココロとカラダにやさしい野菜レシピを紹介しています。

単発的なダイエットだけでなく、

一生もののヘルシーなレシピ本として、

長く台所の片隅に置いていただける本になったと思います。

五感を使う食事は、食べたときの味や匂い、

環境をひっくるめて、思い出に残ります。

だからこそ、**どんなときも毎食味わって、**

楽しみながら食事をしてほしい。

皆さまの思い出が幸せで満たされますように。

レシピを通して、

すてきな思い出作りのお役に立てるとうれしいです。

naco

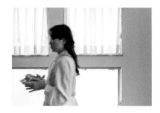

naco

Instagramでサラダのレシピを公開して
いる野菜ソムリエ。3人の子どもを育て、
家族もバクバク食べるサラダレシピが大
好評。レストランでの勤務経験もあり、
盛り付けの美しさにもこだわっている。
自身が体調を崩したことで食生活を変
え、健康的な体になり、3か月で10キロ
のダイエットに成功している。

Instagram：@naco.uma

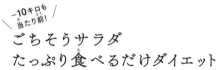

\\ −10キロも 当たり前! /

ごちそうサラダ
たっぷり食べるだけダイエット

2024年 3月 4日 初版発行
2024年10月25日 4版発行

著者	naco
発行者	山下 直久
発行	株式会社KADOKAWA
	〒102-8177
	東京都千代田区富士見2-13-3
	電話0570-002-301（ナビダイヤル）
印刷所	大日本印刷株式会社
製本所	大日本印刷株式会社

● お問い合わせ
https://www.kadokawa.co.jp/ (「お問い合わせ」へお進みください)
※内容によっては、お答えできない場合があります。
※サポートは日本国内のみとさせていただきます。
※Japanese text only
定価はカバーに表示してあります。